JN095359

若手医師のための

困った時の 抗菌薬攻略本

東北文化学園大学医療福祉学部抗感染症薬開発研究部門 特任教授
公益財団法人宮城県結核予防会 理事長
渡辺 彰 著

ヴァン メディカル

はじめに

　わが国では、老衰による死亡が増えています。2010年の約4万5,000人から2021年には約15万2,000人と3.4倍に増え、この間の65歳以上の高齢者人口の増加（2010年約2950万人→2021年 約3640万人）の比率を大きく超えています。一方、肺炎の死亡は2010年が約11万9,000人、2021年は約7万3,000名であり、対照的に減っています。老衰が肺炎に代わって死因の第3位に上がった2017年は減り方が特に大きく、2万人以上減少しました。日本呼吸器学会の「成人肺炎診療ガイドライン2017」の影響もあると考えられます。

　同ガイドラインでは「院内肺炎や医療・介護関連肺炎の例において反復性の誤嚥性肺炎のリスクを有しているか、種々の疾患の末期や老衰の状態では、個人の意思や QOL を考慮した治療・ケアを主眼に置き、強力な抗菌薬の投与は慎重に考える」という選択肢が設けられました。終末期と考えられる肺炎例に対して強力な治療が控えられ、また、死亡原因を「肺炎」ではなく「老衰」とする動きが増えていると考えられます。以前から、老衰死亡には肺炎死亡が

多いと言われてきましたが、高齢・超高齢者の肺炎死亡は
ヒトの生死における自然過程の一つであり、老衰死ととら
えるようになってきたのです。これも抗菌薬適正使用の一
つの姿と考えています。

　しかし、十分にサポートすべき場面では強力な抗菌薬治
療が必要です。抗菌薬は、使うべき時には使わなければな
りません。正しく使うためには、対象の感染症を正しく把
握すると共に、抗菌薬の一から十までを知る必要がありま
す。今のわが国には優に百を超える抗菌薬があり、多種多
彩ですが、本書を一読することで整理と理解を深めていた
だければ幸いです。

2023年12月吉日

東北文化学園大学医療福祉学部抗感染症薬開発研究部門 特任教授

公益財団法人宮城県結核予防会 理事長

渡辺　彰

目　次

第 1 章
抗菌薬の大前提

1 抗菌薬の作用は、他の医薬品とは大違い

　抗菌薬の作用は、他の医薬品とは大違いです。作用機序（＝効果を発揮するメカニズム＝働く仕組み）の違いはもちろんですが、作用する相手が全く違うのです。通常の医薬品は、ヒトの体に作用します。そのメカニズムは色々ですが、血圧を下げたり、血糖値を下げたり、炎症反応を抑えたり…です。しかし、抗菌薬はヒトの体へは作用しません。細菌に作用します。ところが、それによって複雑なことが起こります。

　通常の医薬品は作用する相手がヒトですから、薬剤とヒトの間に2方向の力関係が生じます。薬剤から人へは、例えば血圧を下げるなどの主作用（時には副作用も生じます）、ヒトから薬剤へは、服薬が容易であるか難しいか、副作用はないかなどの忍容性、の2方向だけです。力関係は単純です。ところがここに抗菌薬が加わると話が複雑に

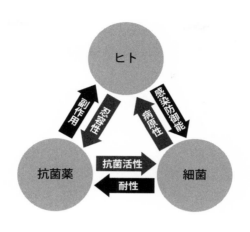

なります。2方向ではなく、6方向の力関係になるのです。
抗菌薬が作用する相手はヒトではなく、細菌だからです。

　まず、抗菌薬は細菌に対しては抗菌活性という力を発揮
し、細菌は耐性という力で対抗します。次に、抗菌薬とヒ
トとの間では、抗菌薬はヒトへは作用しません（マクロラ
イドの新作用などはありますが…）が、副作用という力が
働く時があります。一方、ヒトは忍容性（この抗菌薬を服
用しても体調に問題はない、など）という力で対応します。
最後に、細菌はヒトに対して病原性という力を発揮し、ヒ
トはそれに対して免疫などの感染防御能で対抗します。

　　抗菌薬と細菌の間には抗菌活性と耐性という2つの方向の力関係、抗菌薬とヒトの間には副作用と忍容性という2方向の力関係、さらに細菌とヒトとの間には病原性と感染防御能という2方向の力関係、合計6つの方向の複雑な力関係が成り立ちます。さらに厄介なことがあります。ヒトに病原性を示す細菌は1種類ではないのです。何百種類、何千種類とありますが、一つの抗菌薬ですべてに対処する力はありません。思い出してください。ペニシリンは、フレミングが偶然見つけた青カビの持つ抗菌活性から生み出されたものです。抗菌薬、特に抗生物質は、ある細菌が他の細菌との生存競争という戦いの中で相手を打ち負かすためにたまたま作って効果のあった物質が基なのです。しかし、すべての細菌を打ち負かす物質などはありません。もしあったら、生物界における食物連鎖のサイクルが壊れてしまいます。生物がこの地球上に存在できなくなるかもしれません。やはり、1つの抗菌薬・抗生物質の作用する範囲は広くはなく、1つだけでは多くの感染症に対応できないのです。

　　多くの種類の抗菌薬が必要なことがよく分かりました。病原体が多種多様だからです。今現在、抗菌薬は先発品だ

けでも100をはるかに超える多種類が存在しています。分類しなければとても覚えきれません。化学構造別の分類については別項で詳しく述べますが、これだけでも軽く10種類以上の系統がありますから、覚えるのは大変です。しかし、もっといろいろな分類法があります。作用機序別の分類に分けると5種類ほどに減りますから覚えやすくなります。選択毒性の違いからは大きく2つにまとめることができますし、筆者の専門の呼吸器領域では、抗菌薬が作用する相手（ここでは肺炎）の病原性の仕組みの違いから、細菌性病原体に作用する抗菌薬と非定型病原体に作用する抗菌薬との2つに分けたりします。物事は、まず分類して整理すると覚えやすくなります。

　もっと大事なことがあります。多種多様な病原体に対して抗菌薬は多種類が必要なわけですから、病院や診療所に揃える抗菌薬も多種類が必要です。一つの系統は一つ、ではなく、一つの系統の中でも複数〜多種類を揃えなければなりません。一時期、抗菌薬の採用品目数を削減する動きがありましたが、行き過ぎると自分の手足（＝武器）を縛ることになってしまい、抗菌薬の適正使用にはつながりません。いつも同じ抗菌薬を使うことによって、逆に耐性菌

を増やす可能性があり、実際、そのような報告もあります。
抗菌薬は、多種類を揃えて使い分け、使いこなしていくことが今、求められているのです。

化学構造から抗菌薬を分類

1. β-ラクタム系薬　………………
2. アミノグリコンド系薬
3. マクロライド系薬
4. リンコマイシン系薬
5. クロラムフェニコール系薬
6. テトラサイクリン系薬
7. キノロン系薬
8. グリコペプチド系薬
9. ポリペプチド系薬
10. オキサゾリジノン系薬
11. ホスホマイシン
12. ST合剤
13. 抗結核薬
14. 抗真菌薬

1) ペニシリン系薬
2) セフェム系薬
3) モノバクタム系薬
4) カルバペネム系薬
5) ペネム系薬
6) β-ラクタマーゼ阻害薬

※下線部は多く使われている系統

2 抗菌薬は細菌のどこに効く？ どう分類する？

　抗菌薬は細菌のどこに効くのでしょうか？　細菌の体の構造が分かるとよく理解できます。細菌は単細胞で出来ています。細胞内の中心に核を持ち、その周囲に後で述べるいろいろな構造物を有する一個の細胞から成り立っています。外側からその構造を説明しましょう。一番外側に共通して持っているのが細胞壁（cell wall）ですが、これはヒトの細胞にはありません。ヒトの細胞が持っていない構造に作用する薬剤は、副作用が少なくて済むことになります。こうした細胞壁に作用する抗菌薬を細胞壁合成阻害剤と言いますが、その代表はペニシリン系薬などの β-ラクタム系薬です。炭素原子3個と窒素原子1個で環状に閉じた構造の β-ラクタム環は、細胞壁を作り出す工場とも言えるペニシリン結合蛋白（PBP、いろいろな種類がある）に効率よくくっつき、細胞壁の各種の部品を正確に作る仕事を妨げてしまうのです。PBP以外の物質・構造にくっつい

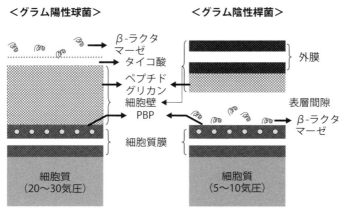

<グラム陽性球菌>　　　　**<グラム陰性桿菌>**

β-ラクタマーゼ
タイコ酸
ペプチドグリカン
細胞壁
PBP
細胞質膜
外膜
表層間隙
β-ラクタマーゼ
細胞質
（20〜30気圧）
細胞質
（5〜10気圧）

細胞の表層構造模型図

て細胞壁合成を妨げる抗菌薬もあります。バンコマイシンやホスホマイシンなどですが、それぞれくっつく箇所は違います。

　細菌は一番外側に細胞壁を共通して持っていると言いましたが、細胞壁を持たない変わり種もいます。マイコプラズマ属です。ヒトに病原性を持つマイコプラズマ属の代表は肺炎マイコプラズマ（*Mycoplasma pneumoniae*）です。当然、細胞壁合成阻害薬は効きませんから、細胞壁以外の構造や機能（後述します）を阻害する抗菌薬を選ばなければなりません。また、細菌の構造では細胞壁が一番外側だ、

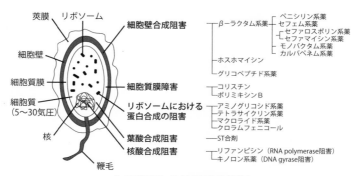

作用機序から抗菌薬を分類

と言いましたが、さらにその外側に莢膜という構造を持つ
細菌もいます。莢膜を持たない細菌も多くいますが、莢膜
を持つ菌（代表は肺炎球菌）は概して病原性が強く、しか
も莢膜が厚いほど病原性が強いと言われます。なお、現行
の肺炎球菌ワクチンは、この莢膜成分に存在する病原性物
質に対する免疫をヒトの体内に作り出すものです。

　細胞壁のすぐ内側に細胞質膜があります。ヒトの細胞で
は原形質膜に相当し、ヒトではこれが一番外側になります。
ヒトの細胞も持っていますから、細胞質膜に作用する薬剤
はヒトにも結構作用します。副作用が強いということです。
ですから、副作用が強いこの細胞質膜障害薬はもっぱら外

用抗菌薬、一部は経口用抗菌薬として使われます。しかし、高度耐性菌が増えている現在はそう言ってもいられません。一部の細胞質膜障害薬はこうした高度耐性菌に対して点滴静注などで使われるようになりました。この系統にはポリペプチド系薬のコリスチンやリポペプチド系薬のダプトマイシンなどがありますが、副作用に対しては一層の注意が必要です。

　細胞質膜の内側は細胞質ですが、ヒトの細胞では原形質に相当します。細胞質のあちこちにリボソームという構造が散在し、これは蛋白合成を行う工場です。ヒトの細胞にもリボソームは存在しますが、ヒトと細菌ではリボソームの様子が少し異なります。例えば、沈降定数が異なります。ヒトのリボソームは沈降定数が80S で、60S のサブユニットと40S のサブユニットから成り立っていますが、細菌のリボソームは沈降定数が70S で、50S サブユニットと30S サブユニットから成り立っています。ですから、細菌のリボソームの仕事を阻害する薬剤はヒトのリボソームへはあまり作用せず、副作用は少なめということになりますが、これも程度問題です。量が多ければその分、ヒトのリボソームも影響を受けることになります。このグループは蛋白合

成阻害薬と総称されますが、アミノグリコシド系薬は30S
サブユニットに結合して作用し、マクロライド系薬は50S
サブユニットに結合して作用します。なお、オキサゾリジ
ノン系薬のリネゾリド、テジゾリドなども蛋白合成阻害薬
です。

　細菌細胞の細胞質内には葉酸合成のシステムがあります
が、ヒトの細胞内には葉酸合成システムは存在しません。
したがって、葉酸合成を阻害する薬剤は比較的安全性が高
いということになります。サルファ剤がその代表ですが、
スルファメトキサゾール／トリメトプリム（ST）合剤で
は血液障害等が報告されており、必ずしも安全性が高いと
いうわけではありません。最後に、細胞質内の中心には核
が存在します。もちろん、ヒトの細胞も核を持っています。
核における核酸合成を阻害する薬剤のヒトへの影響は他の
系統の薬剤よりは強めになりますが、影響の少ない薬剤を
選び出す（＝スクリーニング）ことでヒトにも使える薬剤
が見いだせます。キノロン系薬がその代表です。

　以上、抗菌薬の作用する仕組み（＝作用機序）は細菌細
胞の外側から、細胞壁合成阻害、細胞質膜障害、リボソー

　ムにおける蛋白合成阻害、葉酸合成阻害、核における核酸
合成阻害、の5つに分かれます。次は「選択毒性とは？」
を参照してみてください。

3 「選択毒性」とは？

　別項で、抗菌薬の作用機序は大きく5つあると説明しま
した。この5つはさらに大きく2つのグループにまとめる
ことができます。質的選択毒性薬と量的選択毒性薬です。
ところで、抗菌薬はしょせん、ヒトにとっては異物です。
多かれ少なかれ毒性を持っており、長期間投与すればその
毒性が副作用としてヒトの体に現れてしまいます。抗菌活
性という主作用に比べて副作用が現れやすいか？　現れに
くいか？　あるいは毒性が強いか？　弱いか？　の違いを表
す言葉が選択毒性です。

　質的選択毒性薬とは、ヒトの細胞には存在しない構造や
機能に作用する薬剤です。当然、ヒトの体へはあまり作用
しません。副作用が少ない、ということになりますが、や
はり程度問題です。大量あるいは長期間投与すれば副作用
は現れやすくなります。一方、量的選択毒性薬とは、ヒト

選択毒性の相違から抗菌薬を分類

質的選択毒性薬 …………動物細胞には存在しない構造・機能に作用

①細胞壁合成阻害薬
β-ラクタム系薬（ペニシリン系薬, セフェム系薬, カルバペネム系薬, モノバクタム系薬…）, ホスホマイシン、グリコペプチド系薬

②葉酸合成阻害薬
サルファ剤

量的選択毒性薬 …………動物細胞にも共通する構造・機能に作用

③蛋白合成阻害薬
アミノグリコシド系薬, テトラサイクリン系薬, マクロライド系薬, クロラムフェニコール

④核酸合成阻害薬
キノロン系薬、リファマイシン系薬（リファンピシンなど）

⑤細胞質膜障害薬
ポリペプチド系薬（コリスチン、ポリミキシンBなど）

※下線部は多く使用されている薬剤
※選択毒性：selective toxicity

の細胞にも存在する構造や機能に作用する薬剤です。こちらは、ヒトの体へはある程度～かなり作用します。しかし、その「ある程度」には、ヒトの細胞の構造・機能と細菌細胞の構造・機能とのちょっとした違いが大きく影響します。たとえば、ヒトの細胞も細菌細胞もどちらもリボソームを持っていますが、沈降定数がちょっと異なるなどの違いがあり、薬剤によって細菌細胞のリボソームに強く結合して

もヒトの細胞のリボソームへの結合は弱い、などの違いが
生じます。それが、アミノグリコシド系薬やマクロライド
系薬などです。投与量をうまく調節・加減することで、ヒ
トへの副作用を現れにくくする一方で、細菌へは強く作用
させることができることになります。すなわち、量的選択
毒性薬は投与量をうまく調節・加減することで最適な抗菌
活性を達成することができる抗菌薬なのです。匙加減、と
でもいうのでしょうか。大事なことです。

　繰り返しになりますが、抗菌薬の作用する仕組み（＝作
用機序）から、抗菌薬は細胞壁合成阻害、細胞質膜障害、
リボソームにおける蛋白合成阻害、葉酸合成阻害、核にお
ける核酸合成阻害、の5つに分かれます。その上で、選択
毒性の観点からは質的選択毒性薬と量的選択毒性薬の2つ
にまとめることができます。質的選択毒性薬には細胞壁合
成阻害薬と葉酸合成阻害薬の2つが、量的選択毒性薬には
蛋白合成阻害薬、核酸合成阻害薬、細胞質膜障害薬の3つ
が含まれます。そしてこの5つは、ヒトの体への影響（＝
副作用）の強さがおおむね前者ほど小さく、後者ほど大き
いということができます。すなわち、一番副作用が小さい
のは細胞壁合成阻害薬（その代表がβ-ラクタム薬）、一番

　大きいのは細胞質膜障害薬（そのため、多くは外用薬とし
て使われる）です。臨床で抗菌薬を投与する場合、これら
のことも考えながら選択したいものです。

4 耐性菌はいつから？誰が作ったのか？

　抗菌薬耐性菌が世界中で問題になっています。抗菌薬耐
性菌による感染症で2019年には世界で127万人が死亡し
たという米国ワシントン大学などのグループの報告があり
ますし、耐性菌への対策を何もしなければ2050年には耐
性菌感染症による死亡は人類の死因の第1位となって、1
年間に1000万人近くが亡くなる、とも見込まれています。
耐性菌はなぜ、出現したのでしょうか？　人類が抗菌薬を
使ってきたからと言われていますが、本当でしょうか？
そもそも抗菌薬を作ったのは人類ですから、そんなものを
つくった人類が耐性菌出現の真犯人だ、とも言われます。
本当でしょうか？　いいえ、耐性菌は抗菌薬を人類が作り
出す前からこの地球上に存在しています。それどころか耐
性菌は、人類そのものが地球上に出現する前から存在して
いた節があるのです。

　抗菌薬の中で最も多くを占めて主流なのは抗生物質ですが、人類が手にした最初の抗生物質はベンジルペニシリン（PCG）です。1928年に英国のフレミングが発見しながら精製は出来なかった抗菌作用を持つ物質を、1940年に英国のフローリーとチェインが精製に成功したのが PCG であり、1943年から広く使われ始めました。ところが、チェインらは1940年にペニシリン耐性菌の存在を報告しています[1]。ペニシリンが世の中で使われ始める前にその耐性菌が既に存在していたのです。

　自然界の土の中には、抗菌薬を炭素源（≒栄養源）として生存している（＝抗菌薬を食べて生きている）何百種類もの細菌が存在するという報告もあります[2]。また、カナダ北部の3万年前の地層からバンコマイシン耐性遺伝子の *vanA* を発見したという報告もあります[3]。3万年前ですから、もちろん抗菌薬は世の中にはありませんでしたし、人類はまだ北米大陸には到達していなかったと思われます。人類のいないところに耐性菌が存在したようなのです。なぜでしょうか？　答えは簡単です。抗生物質は、人類が作り出したのではなく、いろいろな微生物が互いの生存競争の中で作り上げた物質が基なのです。

　すなわち、抗生物質は、ある種の微生物が他の微生物との生存競争の中で、相手を打ち負かすために作って相手を撃退する効果のあった物質であり、人類はそれを真似・模倣して作らせてもらっているだけなのです。微生物同士の生存競争の産物を、我々人類がちゃっかり真似して使っているだけなのです。ですから、抗生物質は人類が出現する前から地球上に存在していて、さらに、それから身を守る仕組みを持つ「耐性」菌も自然界には既に存在していたと考えられます。すなわち、我々の使う抗生物質に耐性を示す細菌は、我々がそれを作る前から存在していると考えるべきですし、もっと大事なこととして、我々がこれから作り出す抗生物質（＝まだ手にしていない抗生物質）に耐性の仕組みを持つ細菌も既に存在していると考えなければなりません。しかしこれでは、ヒトは細菌にはかないそうにありませんね。

　でも、あきらめてはいけません。耐性菌は、我々の抗生物質・抗菌薬の使い方いかんで増えもしますし、減らせもします。減らすためには抗菌薬の適正使用が出番です。抗菌薬を感染症以外には使わない、真の原因菌を把握して使う、適切な量を適正な期間投与する、必要最小限の期間を

　超える長期投与は避ける、限られた少ない種類の抗菌薬に
偏って使うこと（⇒簡単に耐性菌が増える）は避ける、な
どの考え方が必要です。

引用文献

1）Abraham EP, Chain E：An enzyme from bacteria able to destroy penicillin. Nature 146(3713)：837, 1940
2）Dantas G et al: Bacteria Subsisting on Antibiotics. Science 320(5872)：100-103, 2008
3）D'Costa VM et al：Antibiotic resistance is ancient. Nature 477(7365)：457-461, 2011

5 「かぜに抗菌薬は使わない」は本当か？

　かぜには抗菌薬を投与すべきではない、とよく言われます。耐性菌の増加を抑える大きな目的を持つ厚生労働省の「抗微生物薬適正使用の手引き」もそのように推奨しています。一方で、抗菌薬を投与すべき「かぜ」もある、という考えもあります。真っ向から対立する考えですが、議論は長年続いていて噛み合いません。かぜの定義・分類が論者の間で微妙に異なり、論者各自の診療対象もそれぞれ少しずつ異なるためと思われます。

　日本の気道感染症ガイドライン[1] は、急性気道感染症群の中にかぜ症候群と急性気管支炎を互いに独立させて含めています。一方、米国内科学会は、かぜ症候群の中に非特異的上気道炎（＝日本のかぜ症候群にほぼ相当）などと共に急性気管支炎を広く含めており、急性気管支炎はかぜ症候群の一部とみなしています。日本が解剖学的な面から疾

患を分類・定義するのに対し、米国は原因病原体の相違を中心に発症病態と治療の面から分類・定義しているためと考えられます。この両者もちょっと噛み合いません。

　この議論とは別に大事なことがもう一つ、患者側の受診動向の問題があります。通常、軽微なかぜ症状では診療所を受診することはほとんどなく、多くは市販薬等で対処しています。症状が増悪して初めて受診することが多く、その時に患者はよく「かぜがこじれて…」と訴えます。その中には、ウイルス感染から細菌二次感染を起こした例も当然含まれますが、それを示唆する複数の報告があります。Makela らは、かぜ症状を呈した200人の学生を前向きに集めた研究で、分離されたのは138例（69％）がウイルスであり、細菌感染症は7例（3.5％）のみだったと報告しています[2]。かぜの原因のほとんどはウイルスと言ってよいようです。しかし、この学生たちは、この研究がなくとも医療機関を受診したでしょうか？ いえ、診療所などは受診せずにほとんどが市販薬などで対処したはずです。

　一方、かぜを訴えて自ら受診した場合は原因病原体の分布が異なってきます。スイスの大学病院を受診した普通感

冒の288例中58例（20％）で有意の細菌が検出され、その群を抗菌薬（ここではクラブラン酸／アモキシシリン［CVA/AMPC］）投与群とプラセボ投与群に分けたところ、抗菌薬投与群の臨床症状の改善が有意（p＝0.008）に優れていた、という Kaiser らの報告[3] があります。さらに、3つのクリニックを受診した急性気道感染症122例の解析で、原因病原の判明率が66％、その57％（全体の38％）が細菌だったという Lieberman らの報告[4] もあります。

　体調が悪くなって自分の意志で受診したかぜの患者の2割から4割近くが細菌感染例であるという成績であり、他にも多くの報告があります。抗菌薬の必要な「かぜ」の患者は確実に存在するのです。では、抗菌薬の投与が必要か否かをどのように鑑別するのでしょうか？　前述の日本の気道感染症ガイドラインでは、リスク評価項目として①高熱の持続（3日間以上）、②膿性の喀痰や鼻汁、③扁桃腫大と膿栓・白苔、④中耳炎・副鼻腔炎の合併、⑤強い炎症反応（WBC↑，CRP↑）、⑥ハイリスクの患者、を挙げ、この6項目中3項目以上を満たす場合は細菌感染の可能性が強く、抗菌薬治療が必要と考えられる、としています。これを検証した成績があります。急性気道感染症の成人患

者1,753例において、抗菌薬を投与した群と投与しなかった群での投与3日目の臨床効果を比較したところ、上記の6項目中いずれかの3項目以上を満たす患者では、抗菌薬を投与した群の方が改善率は有意に高かった[5] というものです。大変簡単ですが、役に立つ指標と思われます。

　先生方のもとを訪れるかぜの患者には、抗菌薬の投与が必要な例も確実に含まれているのです。インフルエンザ罹患例でも10％以上に細菌二次感染が認められ、ハイリスク例では30％以上だった、という報告もあります。新型コロナウイルス感染症では、どうやら細菌二次感染例が少なめのようですが、かぜの患者を見たら抗菌薬の投与が必要か否かを的確に鑑別しましょう。

引用文献

1) 日本呼吸器学会呼吸器感染症に関するガイドライン作成委員会編：日本呼吸器学会「呼吸器感染症に関するガイドライン」 成人気道感染症診療の基本的考え方. 日本呼吸器学会, 東京, 2003, p1-51

2) Mäkelä MJ et al : Viruses and bacteria in the etiology of the common cold. J Clin Microbiol 36(2): 539-542, 1998

3) Kaiser L et al：Effects of antibiotic treatment in the subset of common-cold patients who have bacteria in nasopharyngeal secretions. Lancet 347(9014)：1507-1510, 1996

4) Lieberman D et al：Etiology of respiratory tract infection in adults in a general practice setting. Eur J Clin Microbiol Infect Dis 17(10): 685-689, 1998

5) Yamamoto Y et al : A study on the management of acute respiratory tract infection in adults. Jpn J Antibiot 67(4)：223-232. 2014

第2章

系統別の特徴をとらえよ

1 ペニシリン系抗菌薬はここまで使える―群別・グループ別に分けて考えよ

◇考え方の基本

　ペニシリン系抗菌薬（以下、PC薬）は人類が手にした初めての抗生物質です。1928年に英国のフレミングが発見しながら精製は出来なかった抗菌作用のある物質を、1940年に英国のフローリーとチェインが精製に成功したのがPC薬の歴史の始まりです。PC薬は、抗菌活性の本体である4員環の β-ラクタム環に5員環のチアゾリジン環（6-APA）が接合した化学構造を持ち、β-ラクタム環の側鎖などを中心に様々な化学修飾を行うことが出来るため、多くのPC薬が実用化されました。さらにその後、セフェム系薬やカルバペネム系薬など様々な β-ラクタム系薬、およびそれ以外の様々な系統の抗菌薬が開発される端緒ともなったのですが、PC薬は抗菌活性の及ぶ範囲がやや狭いこと（狭域スペクトラム）もあって、その有用性は過小

評価されるようになりました。しかし、広域スペクトラムで強力な抗菌活性を有する新たな抗菌薬が広範に使われるに及んで耐性菌が増加したため、PC薬は再評価されるに至っています。筆者はPC薬を5つのグループに分けて考えていますが、この群別を知ることで効果的なPC薬の選択が可能になります。

◇ PC薬の群別と抗菌活性

　PC薬の第1群はベンジルペニシリン（PCG）に代表される古典的なPC薬です。高い効果を挙げましたが、グラム陽性球菌にのみ抗菌活性を示し、β−ラクタマーゼ、特にペニシリナーゼ（PCase）に加水分解される弱点があります。また、PCGは胃酸に不安定で経口吸収率が低い欠点があり、その点を改良した経口用半合成PC薬が3剤実用化されています。PC薬の第2群は、1950年代に問題となったPCase産生ブドウ球菌に対して開発されたメチシリン（DMPPC）がその代表であり、PCaseに安定で分解されません。DMPPCは酸に不安定で経口では使用出来ませんが、経口使用が可能な4剤が実用化されています。ただ、抗菌スペクトラムはいずれもグラム陽性球菌に限定されます。

ペニシリン系薬（PC薬）	代表薬	主な他の薬剤
1. 古典的PC薬	ベンジルペニシリン	フェノキシメチルペニシリン
2. 耐性ブドウ球菌用PC薬	オキサシリン	メチシリン
3. 広域PC薬	アンピシリン	アモキシシリン
4. グラム陰性菌専用PC薬	メシリナム	
5. 抗緑膿性菌用PC薬	ピペラシリン	チカルシリン
6. β-ラクタマーゼ阻害剤・合剤	クラブラン酸	スルバクタム

　PC薬の第3群は、PCG骨格の6位側鎖にアミノ基を導入して吸収後の体内持続性とグラム陰性桿菌の外膜透過性を実現したため、広域PC薬と位置付けられてPC薬全体の代表ともいえます。この群の代表はアンピシリン（ABPC）と、その経口吸収性を改善したアモキシシリン（AMPC）であって、今日でも有用性は衰えず、PC薬の中で最も繁用されています。ABPCとAMPC以外にも多くの薬剤が使われていますが、PCaseには不安定です。PC薬の第4群は6位側鎖にamidino構造を持つPC薬であり、グラム陽性球菌への抗菌活性は不十分ですが、グラム陰性桿菌にはABPCより強い抗菌活性を示します。PCaseにはやはり不安定です。

　PC薬の第5群はABPCをさらに発展させたPC薬です。グラム陽性球菌に対する抗菌力はABPCよりやや劣るもの

の、ABPC耐性の腸内細菌や緑膿菌など各種グラム陰性桿菌に対する抗菌力が増強されており、PC薬全体のもう一つの代表です。緑膿菌に対する抗菌力は強力ではありませんが毒性が低いため、1日投与量を最大20〜30gまで増量し得るような薬剤もあります。特に緑膿菌に対する抗菌力を強化した薬剤として今日も多く使われるのがピペラシリン（PIPC）であり、胆汁中への移行が良いなどの特性を有します。第5群のPC薬全体に共通する弱点は、グラム陽性球菌に対してABPCより抗菌力がやや劣ること、および依然として残るPCaseに対する不安定性です。なお、第3群と第5群のPC薬には、β-ラクタマーゼ阻害薬と配合した薬剤がありますが、「第2章─4　β-ラクタマーゼ阻害薬配合剤」の項を参照してください。

◇ PC薬の作用機序と体内動態

　PC薬は他のβ-ラクタム系薬と同様、抗菌作用の基本はβ-ラクタム環です。β-ラクタム環は、炭素原子3個と窒素原子1個で環状に閉じた構造を持っていますが、この構造は細胞壁を構成するペプチドグリカンの前駆体のD-アラニン-D-アラニン（D-Ala-D-Ala）の構造とよく似ていま

す。そのため、トランスペプチダーゼが D-Ala-D-Ala と間違えて β-ラクタム環を取り込んでしまい、その結果、脆弱な細胞壁が作られ、内部の高い浸透圧を支えきれずに溶菌・死滅してしまうのです。PC 薬が殺菌的な抗菌薬である理由です。

　PC 薬の多くは投与後の血中濃度の持続が短く、血中半減期が1時間以内のものが多くなっています。しかし、PC 薬は他の β-ラクタム系薬と同様、時間依存性の薬剤ですから、4時間毎とか6時間毎の分割投与によって強い抗菌作用が得られます。また、他の β-ラクタム系薬と同様、炎症組織への移行は高率ですが、炎症が終息に向かうと移行は低率になります。PC 薬の多くは腎排泄型ですから、腎機能が低下している症例では用法・用量の調整が必要であり、腎機能低下の度合いに応じて調節します。

◇ PC 薬の耐性動向

　PC 薬耐性の機序は主に β-ラクタマーゼによる加水分解とペニシリン結合蛋白（PBP）の変異による結合親和性の低下です。β-ラクタマーゼは PC 薬と結合する力が強く、

そのため PC 薬は本来の標的である PBP へ結合する前に β –ラクタマーゼと結合してしまい、β–ラクタム環が加水分解されて開裂し、抗菌活性を失うのです。β–ラクタマーゼ産生による耐性化は多くの菌種で認められており、モラクセラ・カタラーリスや各種の腸内細菌、緑膿菌、嫌気性のバクテロイデス・フラジリスではほぼ100％、黄色ブドウ球菌の過半数、インフルエンザ菌でも10％以上を占めます。PBP には複数の種類がありますから、どの種類の PBP が変異するかによっていろいろな薬剤への耐性が複雑に生じます。代表は、メチシリン耐性黄色ブドウ球菌（MRSA）とペニシリン耐性肺炎球菌（PRSP）ですが、その分離頻度はいずれも横ばい〜やや減少の傾向です。

◇ PC 薬の第一選択は？

　PC 薬の出番は今も多いのですが、経口薬と注射薬とに分けて考えます。経口 PC 薬では、生体内利用率の高いアモキシシリン（AMPC）とスルタミシリン（SBTPC）およびアモキシシリン／クラブラン酸（AMPC/CVA）の有用性が高く、前2者では連鎖球菌、肺炎球菌、腸球菌、プロテウス・ミラビリス、大腸菌（感受性の認められるもの）

などが対象となります。AMPC/CVA ではさらに、メチシリン感受性黄色ブドウ球菌（MSSA）、大腸菌、肺炎桿菌なども対象となります。疾患としては、前2者で細菌性扁桃炎、細菌性中耳炎・副鼻腔炎、軽症の肺炎、軽症の歯性感染症などが対象となり、AMPC/CVA ではさらに、イヌやネコなどによる咬傷（破傷風の予防にもなる）、軽症の虫垂炎も対象となります。他には、ヘリコバクター・ピロリ感染症における除菌治療でクラリスロマイシン（CAM）およびプロトンポンプ阻害薬との併用で AMPC が用いられます。なお、高用量投与が必要な場合、AMPC/CVA を増量投与すると消化器症状が出やすいので、同量の AMPCと併用するいわゆるオグサワ処方も考えましょう。

　注射用 PC 薬は薬剤あるいは疾患ごとに考えます。*Viridance Streptococci* による感染性心内膜炎に対しては、ベンジルペニシリン（PCG）の最小発育阻止濃度（MIC）を見極めながら、PCG とゲンタマイシン（GM）を併用投与します。PC 感受性の肺炎球菌や髄膜炎菌による髄膜炎に対しては、ABPC あるいは PCG の投与が標的治療となり、リステリア・モノサイトゲネスによる場合は ABPC の投与がやはり標的治療となります。院内肺炎や医療・介護関連

肺炎では、耐性菌リスクがない場合はスルバクタム／アンピシリン（SBT/ABPC）が、リスクがある場合や緑膿菌も想定される場合にはタゾバクタム／ピペラシリン（TAZ/PIPC）がエンピリック治療の有力な選択肢になります。TAZ/PIPC は他に、免疫不全例の敗血症や好中球減少性発熱などで緑膿菌も想定される場合に選択肢となります。

◇最後に

　以上みてきたように、PC 薬の選択・投与を考えてよい場面は極めて多く、切れ味のよさ、安全性の高さに加え、多くの PC 薬が狭域スペクトラムであるため常在細菌叢のかく乱が少なく、菌交代症や耐性菌を誘導しにくい、という利点があるのです。耐性菌が増加している現在、PC 薬の出番をもっと多く考えましょう。

2 セフェム系抗菌薬は、世代を使いこなせ

◇考え方の基本

　セフェム系抗菌薬（以下、CEP薬）は構造上、修飾可能部位がペニシリン系抗菌薬（以下、PC薬）より一つ多く、様々な修飾によって多彩なCEP薬が実用化され、抗菌薬としては最も多数からなるファミリーを形成しています。ですから、その抗菌活性や抗菌スペクトラム、体内動態、および開発の方向性の変遷を加味して世代分類が行われています。臨床では、その世代分類をよく知ることでCEP薬の使い分けが可能になります。大まかに第1世代薬、第2世代薬、第3世代薬に分けますが、開発の方向性はその順でグラム陽性菌重視からグラム陰性菌重視へ変わると共に、β-ラクタマーゼに対する安定性も強くなり、一部の第3世代薬では緑膿菌に対する強い抗菌力も得られています。世代の進歩に伴って長時間の血中濃度が実現される薬

セフェム系薬		代表薬	主な他の薬剤
1. 第1世代		セファゾリン	セファクロル
2. 第2世代		セフォチアム	セフロキシム
3. 第3世代	第1群（抗緑膿菌）	セフタジジム	ラタモキセフ
	第2群	セフォタキシム	セフポドキシム
	第3群	セフェピム	セフジトレン

剤もあるなど、体内動態の面でも進歩が見られていますから、使い分け／使いこなしが重要です。

◇ CEP薬の構造と開発の方向性

　CEP薬は、抗菌活性の本体であるβ−ラクタム環に6員環の7-アミノセファロスポリン酸（7-ACA）が接合する構造を持ち、β−ラクタム環と共にこの7-ACAにも修飾可能部位があることから様々な薬剤が生み出されてきました。最初のCEP薬は1964年に実用化されたセファロチン（CET）であり、多くのグラム陽性菌と一部のグラム陰性菌に抗菌活性を示します。CETは第1世代薬に属しますが、第1世代薬の代表は我が国で創成されたセファゾリン（CEZ）です。CEZはグラム陰性菌に対する抗菌力がCETより強く、体内動態の改善で血中半減期も長くなっていますが、セファロスポリン分解酵素のセファロスポリナーゼ

には不安定です。

　1970年代以降に実用化されたのが第2世代薬です。その代表は国産のセフォチアム（CTM）であり、グラム陽性菌への抗菌力は第1世代薬と同等ですが、グラム陰性菌への抗菌力が強くなっており、併せてセファロスポリナーゼにも安定性を増しました。ただ、インフルエンザ菌で多くなっている BLNAR（β-ラクタマーゼ陰性アンピシリン耐性）菌には要注意です。なお、第2世代薬には、セファマイシン系薬のセフメタゾール（CMZ）とオキサセフェム系薬のフロモキセフ（FMOX）も含まれます。いずれも国産です。

　第3世代は1980年代以降に実用化されており、セファロスポリナーゼにはさらに安定となりましたが、他世代薬と同様に基質特異性拡張型β-ラクタマーゼ（ESBL）には不安定です。筆者は第3世代を3つに群別しています。第1群は抗緑膿菌活性の強化されたセフタジジム（CAZ）が代表ですが、グラム陽性菌への抗菌力はむしろ低下しています。この群にはオキサセフェム系薬のラタモキセフ（LMOX）も含まれます。第2群は、抗緑膿菌活性は期待で

きないもののグラム陰性菌に対する抗菌活性が強力であ
り、併せて肺炎球菌などのグラム陽性菌にも抗菌活性を有
するグループであり、セフォタキシム（CTX）が代表です。
この第2群には、血中濃度の持続が長くて1日1回投与も可
能なセフトリアキソン（CTRX）も含まれます。1990年代
以降に実用化された第3群は、第1群と第2群の特長を併せ
持つグループであり、セフェピム（CFPM）が代表です。
緑膿菌をも含めてグラム陽性から陰性まで広くて強い抗菌
活性を示しますから、これを第4世代と分類する向きもあ
り、原因菌未確定の好中球減少時の発熱（FN：febrile
neutropenia）などにも用いられますが、やはり ESBL に
は不安定です。なお、各世代共に経口薬も実用化されてい
ます。

◇ CEP 薬の作用機序と体内動態

　CEP 薬は β-ラクタム系薬の一員ですから、ペニシリン
系薬やカルバペネム系薬と同じく細菌のペニシリン結合蛋
白（PBP）に結合します。CEP 薬は PBP の中でも特に
PBP3に対する親和性が高く、PBP3の役目である隔壁合成
を抑えますから、菌体が分裂せずに伸長してフィラメント

化し、溶菌に至ります。CEP薬の多くは未変化体で腎から排泄されます。腎機能低下例では血中濃度の半減期が延長します。このような場合、濃度依存型に抗菌効果を発揮するアミノグリコシド系薬では投与間隔を空けることで対処できますが、CEP薬を含むβ-ラクタム系薬は時間依存型の薬剤ですから、むやみに間隔を空けるわけにはいきません。有効な血中濃度を維持することが必要ですから、投与量の減量で対処することも考えます。CEP薬の中でもCTRXとセフォペラゾン（CPZ）は、例外的に蛋白結合率が高くて肝胆道系からの排泄が多く、血中濃度が比較的長く持続します。

◇CEP薬の耐性動向

　CEP薬の耐性の機序は、①β-ラクタマーゼによる加水分解、②グラム陰性菌の外膜透過性の低下、③薬剤排出ポンプ、④作用点のPBPの変異、の4つです。グラム陽性菌における耐性化はほとんどが④の機序によりますが、グラム陰性菌では①〜④の複数の機序で起こり、その中でも①のβ-ラクタマーゼによる加水分解が最大です。β-ラクタマーゼの分類は「第2章―4　β-ラクタマーゼ阻害薬配合

剤」の項に詳しく紹介しましたが、Ambler の分類のクラス A に属するペニシリナーゼがペニシリナーゼという名称でも一部の CEP 薬を加水分解することは覚えておかなければなりません。また、近年急増中なのが、クラス A に属して広範囲のセファロスポロリン薬を分解する ESBL（基質特異性拡張型 β-ラクタマーゼ）であり、特に大腸菌ではキノロン耐性をも示す株が多くなっています。その他、クラス B はメタロ β-ラクタマーゼとも言い、ほぼすべての β-ラクタム系薬を分解する強力な β-ラクタマーゼですし、クラス C は、セファマイシン系薬を含む CEP 薬を分解するセファロスポリナーゼです。ただし、これらの分離頻度には地域・病院間で差があるので、所属施設のアンチバイオグラムなどを参考にしましょう。

◇ CEP 薬が第一選択となるのは？

　CEP 薬が第一選択薬あるいは第二選択薬となる場面を疾患別に考えてみましょう。肺炎球菌やインフルエンザ菌、モラクセラ・カタラーリスが原因菌として多い中耳炎・副鼻腔炎の経口薬治療では、アモキシシリン（AMPC）もしくはクラブラン酸／アモキシシリン（CVA/AMPC）が第

一選択ですが、第3世代 CEP 薬に属するセフジトレン・ピ
ボキシル（CDTR-PI）とセフカペン・ピボキシル（CFPN-PI）
が第二選択となります。重症例では高用量投与を心がけま
す。

　基礎疾患のない〜軽微な細菌性気道感染症ではやはり上
記の3菌種が原因菌として多く、β-ラクタマーゼ阻害薬
配合剤と並んで前述の第3世代 CEP 薬を選び、中等症以上
ではそれらに相応する注射薬を選択します。市中肺炎例で
も上記の3菌種が原因菌として多く、第3世代第2群の
CTRX あるいは CTX を選択し、外来治療可能な軽症例で
は前述の第3世代 CEP 薬を選択します。院内肺炎や医療・
介護関連肺炎では、入院・入所後早期では市中肺炎と同じ
選択を行い、それ以外の多くの例では第3世代第3群（い
わゆる第4世代）を選ぶこともありますが、ESBL 産生菌
や緑膿菌の関与が多くなるので選択には注意が必要です。

　発熱性好中球減少症では、カルバペネム薬やタゾバクタ
ム／ピペラシリン（TAZ/PIPC）と共にセフェピム（CFPM）
が選択の上位です。一方、細菌性髄膜炎では、最大の原因
菌である肺炎球菌の最小発育阻止濃度（MIC）がペニシリ

ン系薬（PC薬）やCEP薬では上昇傾向にあり、第一選択はカルバペネム系薬とバンコマイシン（VCM）になってきています。胆道系感染症では近年、原因菌として多い大腸菌その他の腸内細菌でESBL産生菌が増加しており、その重症例ではカルバペネム系薬を選択すべき状況になっており、CEP薬の選択順位は下がってきました。腹膜炎では、胆道系感染症の原因菌に加えて嫌気性菌や緑膿菌（特に術後の腹膜炎で）の関与が多くなっています。軽症〜中等症では嫌気性菌にも有効なセフメタゾール（CMZ）を選ぶか、CTRX＋メトロニダゾール（MNZ）を選びます。耐性菌リスクが高ければCFPMを考慮しますが、胆道系感染症と同じくESBL産生菌増加の状況を考慮しなければなりません。

　閉経前の膀胱炎では、第一選択のキノロン系薬に続く第二選択が経口CEP薬ですが、閉経後ではキノロン耐性大腸菌の関与が多いので、第一に経口CEP薬を考えます。腎盂腎炎も同様ですが、重症例では高世代CEP薬を選びます。尿路に基礎疾患を持つ複雑性尿路感染症や敗血症を伴う尿路感染症では、高世代CEP薬を選びますが、ESBL産生菌の問題はここでも同様です。皮膚軟部組織感染症で

は黄色ブドウ球菌や化膿性連鎖球菌が多く、経口薬の投与
が可能な軽症例では第一世代のセファレキシン（CEX）や
セファクロル（CCL）が選ばれ、注射剤の投与が必要な場
合は CEZ が選ばれます。

◇最後に

　以上見てきたように、CEP 薬には多彩な薬剤が揃い、適
応疾患も多いことから、世代分類をしっかり把握し、それ
ぞれの世代やグループの特長をきちんと押さえて使うよう
にしましょう。β-ラクタマーゼの状況も把握しておきま
しょう。

3 カルバペネム系抗菌薬は、最初の一手あるいは最終手段と心得よ

◇考え方の基本

　カルバペネム系抗菌薬（以下、カルバペネム系薬）は、抗菌活性が格段に強くて抗菌スペクトラムが広いことから、その使用には十分な注意が必要であり、安易な選択や長期にわたる使用は避けるべきです。重症例に使うことが多いこともあって副作用が出やすく、抗菌活性が強いゆえに常在細菌叢をかく乱しやすいのです。長期の使用でカルバペネム系薬に耐性の菌が増えたら、その後に使う抗菌薬はほとんどなくなります。使うのは、重症例で原因菌不明例への最初の一手か、他系統の抗菌薬が無効あるいは投与が不可能な場合の最終手段として、であり、その後には手立てがほとんどないことをあらかじめ考えておかなければなりません。カルバペネム系薬には性格の異なる複数の薬剤があるので、使い分けも必要ですし、投与後に十分な効

果が得られたら早めにディエスカレーションを考えていき
ましょう。

◇カルバペネム系薬の構造と開発の経緯

　カルバペネム系薬は、β-ラクタム環に隣接する5員環
であるペネム骨格の硫黄原子（S）がメチレン基（$-CH_2-$）
に置換された構造を持ち、強力な抗菌活性を示します。最
初に実用化されたのは1987年のイミペネム／シラスタチ
ン（IPM/CS）であり、CS は IPM の代謝を阻害する役目
を持っています。1993年に実用化されたパニペネム／ベ
タミプロン（PAPM/BP）の BP は PAPM の腎毒性を軽減
する役目を持っており、この2剤はグラム陽性菌の側に強
い抗菌力を示します。その後、これらの配合剤を必要とし
ないカルバペネム系薬が開発され、1995年にメロペネム
（MEPM）、2002年にビアペネム（BIPM）、2005年にドリ
ペネム（DRPM）が実用化されました。これらはグラム陰
性菌に強い抗菌力を示し、後者ほど緑膿菌に対して強力で
す。2009年にはエステル化されたプロドラッグ型のテビ
ペネム　ピボキシル（TBPM-PI）が経口剤として実用化さ
れています。TBPM-PI の得意な標的は、小児感染症で問

題となっているペニシリン耐性肺炎球菌、マクロライド耐性肺炎球菌およびインフルエンザ菌などです。さらに2021年には、新規β-ラクタマーゼ阻害薬のレレバクタムをIPM/CSに配合したレレバクタム／イミペネム／シラスタチン（REL/IPM/CS）が実用化されており、カルバペネム系薬に耐性のグラム陰性菌（緑膿菌を含む）が主な標的となっています。

◇カルバペネム系薬の作用機序

　カルバペネム系薬はβ-ラクタム系薬の一員ですから、ペニシリン系薬やセフェム系薬と同じく細菌のペニシリン結合蛋白（PBP）に結合しますが、その親和性が極めて高く、強力な抗菌活性を発揮します。また、セフェム系薬がPBPの中でもPBP3に作用して隔壁合成を抑え、菌体をフィラメント化して溶菌させるのに対し、カルバペネム系薬は種々のPBPへの親和性が高く、一方で薬剤ごとに各PBPへの親和性が少しずつ異なるので作用機序も各剤各様であり、前項に示したように得意とする菌種が異なってきます。

◇カルバペネム系薬の体内動態

　カルバペネム系薬は主に腎から排泄されます。腎機能低下例では血中濃度の半減期が延長します。このような場合、濃度依存型に抗菌効果を発揮するアミノグリコシド系薬では投与間隔を空けることで対処できますが、カルバペネム系薬を含む β-ラクタム系薬は時間依存型の薬剤ですから、むやみに間隔を空けるわけにはいきません。有効な血中濃度を維持することが必要ですから、投与量の減量で対処することも考えます。また、合剤である IPM/CS や PAPM/BP では、互いの薬剤の体内動態が異なります。腎機能の低下例ではその影響が強く出て体内動態が互いに大きく異なることになり、投与設計が困難となりますが、MEPM や BIPM、DRPM は単剤ですから投与設計は容易です。

◇カルバペネム系薬の耐性動向

　カルバペネム系薬耐性の機序は主に、カルバペネマーゼによる加水分解、グラム陰性菌の外膜透過性の低下、薬剤排出ポンプです。カルバペネマーゼでは、IMP 型や VIM 型、NDM 型などのメタロ β-ラクタマーゼ（MBL）や KPC 型（欧

米で多い）、OXA 型などの新しい型も報告され、広がりを
見せています。菌種別では、大腸菌を始めとした腸内細菌
においてカルバペネム系薬に非感受性の株が報告されてお
り、こうしたカルバペネム耐性腸内細菌目細菌（CRE）の
増加傾向は要注意です。一方、緑膿菌では耐性の広がりは
顕著ではないものの、カルバペネム耐性を含む多剤耐性緑
膿菌（MDRP）が分離される医療機関は多くなっています。
ただ、その分離頻度には地域・病院間でかなり差があるの
で、所属施設のアンチバイオグラムなどを参考にしましょ
う。

◇カルバペネム系薬が第一選択となるのは？

　カルバペネム系薬の適応疾患は、呼吸器感染症、腹腔内
感染症、尿路性器感染症、皮膚軟部組織感染症など幅広く、
グラム陽性から陰性の好気性菌並びに嫌気性菌に対して幅
広い抗菌スペクトラムを持ち、抗菌作用は極めて強力で殺
菌的です。しかし、最初にも述べたように、カルバペネム
系薬の出番は、重症例で原因菌不明例への最初の一手か、
他系統の抗菌薬が無効あるいは投与が不可能な場合にほぼ
限られます。カルバペネム系薬の安易かつ長期の使用は副

作用が出やすくなるだけでなく、耐性を拡げることにつながり、最終手段をほぼ失うことを意味します。十分に検討してから選択・使用しましょう。

◇カルバペネム系薬が無効な菌は？

カルバペネム系薬が無効な菌種も押さえておきましょう。それは、メチシリン耐性黄色ブドウ球菌（MRSA）、ステノトロフォモナス・マルトフィリア、腸球菌、クロストリディオイデス・ディフィシル、レジオネラ・ニューモフィラ、抗酸菌、マイコプラズマ、クラミドフィラ、リケッチアなどです。

◇最後に

以上みてきたように、カルバペネム系薬の適応は重症例で原因菌不明例への最初の一手か、他系統の抗菌薬が無効あるいは投与が不可能な場合ですが、最初の一手として使って幸いに良い結果を得た場合には、次にディエスカレーションを考えましょう。最後の一手として使って良い結果を得た場合には、性急にディエスカレーションするの

3　カルバペネム系抗菌薬は、最初の一手あるいは最終手段と心得よ

ではなく、副作用に配慮しがら十分に使った上でディエス
カレーションを考えましょう。

β-ラクタマーゼ阻害薬配合剤 は、耐性の種類で使い分ける —Amblerの分類を参照！

◇考え方の基本

　β-ラクタマーゼに分解されやすいβ-ラクタム系薬では、対策が二つあります。β-ラクタマーゼに分解されない安定な化学構造のβ-ラクタム系薬を新規に開発する方法と、β-ラクタマーゼ阻害薬を開発して既存のβ-ラクタム系薬と配合する方法です。後者の場合、β-ラクタマーゼにはいくつかの種類があり、それに応じてβ-ラクタマーゼ阻害薬はいくつかに分かれます。まずはそれを整理しておきましょう。その際にはAmblerによるβ-ラクタマーゼの分類が大きな参考となります。

◇ Amblerによるβ-ラクタマーゼの分類

　Amblerの分類では、β-ラクタマーゼをクラスAから

クラスDまでの4つにまず分類します。それぞれの活性中心は、クラスA、C、Dがセリン、クラスBは亜鉛です。クラスAはさらに、ペニシリン系薬（以下、PC薬）と一部のセフェム系薬（以下、CEP薬）を分解するペニシリナーゼ、広範囲のCEP薬を分解するESBL（基質特異性拡張型β-ラクタマーゼ）、およびカルバペネム系薬を分解するカルバペネマーゼの3つに分かれます。クラスBは、メタロβ-ラクタマーゼとも言い、ほぼすべてのβ-ラクタム系薬を分解する強力なβ-ラクタマーゼです。クラスCはセファマイシン系薬を含むCEP薬を分解するセファロスポリナーゼであり、クラスDはPC薬とオキサシリン系薬およびカルバペネム系薬を分解するオキサシリナーゼです。

◇β-ラクタマーゼ阻害薬の分類

　β-ラクタマーゼ阻害薬には現在、クラブラン酸（CVA）、スルバクタム（SBT）、タゾバクタム（TAZ）、レレバクタム（REL）の4つがあります。前3者はβ-ラクタム骨格を持つペニシリン類似の構造を持っています。CVAはクラスAのペニシリナーゼを阻害しますが、一部のセファロスポリナーゼをも阻害します。SBTもクラスAに対する

阻害薬ですが、ペニシリナーゼ阻害作用は CVA や TAZ よ
り弱く、一方で CVA の作用が及ばないセファロスポリナー
ゼを阻害します。TAZ もクラス A に対する阻害薬ですが、
ペニシリナーゼとセファロスポリナーゼ及び ESBL に対し
ても阻害作用を示します。ただ、これら3剤はメタロ β-
ラクタマーゼを阻害することはできません。2021年に実
用化された REL は、肺炎桿菌を含む一部の腸内細菌目細
菌が持つ KPC 型のカルバペネマーゼ、多くのクラス A 及
びクラス C の β-ラクタマーゼに対して広範な阻害活性を
示し、カルバペネム系薬のイミペネム／シラスタチンの弱
点をちょうど補う形で配合されています（第2章─3　カ
ルバペネム系抗菌薬の項を参照）。

◇ β-ラクタマーゼ阻害薬配合剤の種類

　β-ラクタマーゼ阻害薬は多くの配合剤の形で実用化さ
れています。CVA をアモキシシリン（AMPC）と1対2で
配合した経口で成人用（オーグメンチン®）あるいは1対
14で配合した経口で小児用（クラバモックス®）の CVA/
AMPC、CVA をチカルシリン（TIPC）と1対14で配合した
注射用の CVA/TIPC（オーグペニン®）、SBT をアンピシリ

ン（ABPC）と1対2でトシル酸塩の形で結合させた経口用のトシル酸スルタミシリン（SBTPC；ユナシン®）および1対2で配合した注射用のスルバクタム／アンピシリン（SBT/ABPC；ユナシン®-S）、SBTをセフォペラゾン（CPZ）と1対1で配合したSBT/CPZ（スルペラゾン®）、TAZをピペラシリン（PIPC）と1対4で配合した注射用のTAZ/PIPC（タゾシン®）あるいは1対8で配合した注射用のTAZ/PIPC（ゾシン®）、TAZを新規抗菌薬のセフトロザン（CTLZ）と1対2で配合したTAZ/CTLZ（ザバクサ®）、IPM/CSにRELを1対2対2で配合したREL/IPM/CS（レカルブリオ®）です。

◇β-ラクタマーゼ阻害薬配合剤が第一選択となるのは？

　β-ラクタマーゼ阻害薬配合剤の各薬剤は、厳密には投与対象の感染症の原因菌がβ-ラクタマーゼを産生している場合に適応となります。ただ、原因菌がβ-ラクタマーゼを産生していなくとも、病巣に併存している他の菌がβ-ラクタマーゼを産生している場合には間接的病原性が発揮される可能性があり、β-ラクタマーゼ阻害薬配合剤を投与する理論的な意義が考えられます。ただ、その見極め

は実際には困難です。また、成人用のオーグメンチン®では、CVA の量に比し配合されている AMPC の量が少ないため、同量の AMPC（サワシリン®）を併用投与するいわゆる「オグサワ処方」の方が効果は高いと考えられます。用量の多寡によって治療対象疾患が限定されることもあります。ユナシン®-S の1日12gの高用量投与は肺炎・肺膿瘍・腹膜炎のみで認められており、同じくゾシン®の1日18gの高用量投与は肺炎・発熱性好中球減少症のみで認められています。また、ユナシン®-S 等の後発品では適応菌種や適応疾患が限定されているものもあるので注意が必要です。ザバクサ®は、緑膿菌などに強い抗菌活性を含む CTLZ に TAZ を配合したことで ESBL 産生菌を含む腸内細菌にも幅広い抗菌活性があり、尿路感染症と腹腔内感染症が対象となりますが、腹腔内感染症の多くではメトロニダゾール注射用との併用が原則です。レカルブリオ®は、カルバペネム系薬耐性を示す腸内細菌（カルバペネム耐性腸内細菌目細菌［CRE］）および緑膿菌による比較的幅広い各種感染症に対して承認が得られたところですが、臨床における最も適切な使い方が今後定まっていくものと思います。

◇最後に

　以上みてきたように、β-ラクタマーゼ阻害薬配合剤を投与する場合は、投与対象の感染症の原因菌の産生するβ-ラクタマーゼの種類別に薬剤を選択することになりますが、β-ラクタマーゼは近年、新しい型のものが出現するなどしてますます広範囲かつ強力になってきています。ただ、原因菌を確実に診断できれば産生されているβ-ラクタマーゼの種類もほぼ特定され、選択すべきβ-ラクタマーゼ阻害薬配合剤もおのずと決まりますから、原因菌確定は以前にもまして重要です。同様に、各種のβ-ラクタマーゼ阻害薬の違いについてもよく知っておくことが求められます。筆者には、β-ラクタマーゼ阻害薬が実用化される前後、β-ラクタマーゼ阻害薬を単独のままで販売すればもっと自由な使い方ができ、適切なβ-ラクタマーゼ対策が取れるのではないか？　と思ったことがありますが、不適切な使い方も広まってしまう可能性がもっと大きく、逆に耐性菌が増加する可能性もある、と考え直し、踏みとどまった思い出があります。

5 アミノグリコシド系抗菌薬は、併用するのが基本

◇考え方の基本

　わが国のアミノグリコシド系抗菌薬（以下、AG薬）の使用量は多くはありません。AG薬が単独で第一選択薬となることが少ないからです。単独で第一選択となり得るAG薬は、ペストと野兎病に対してのゲンタマイシン（GM）あるいはストレプトマイシン（SM）くらいであり、他の抗菌薬と併用して使うのが基本です。その場合、治療対象とする原因菌を特定／想定して種々の中からAG薬を選択しますが、菌をいくつかに分類すると選ぶのが容易になります。後段で述べていきます。

◇ AG薬の構造と有効な菌種

　AG薬はアミノ基に置換された炭素6員環を持つ水溶性

物質です。β-ラクタム系薬（ペニシリン系薬、セフェム系薬、カルバペネム系薬など）とは異なって細菌の細胞質内によく侵入し、16S リボソーム RNA の30S サブユニットに不可逆的に結合することにより、蛋白合成を阻害する殺菌性の抗菌薬です。グラム陰性桿菌や抗酸菌、淋菌、原虫にはよく作用しますが、連鎖球菌などのグラム陽性菌や嫌気性菌には作用しません。

◇ AG 薬耐性菌は多くない

AG 薬耐性の機序は多い順に、不活化酵素の産生、リボゾームの結合部位の変異、膜透過性の変化ですが、耐性菌の頻度は他の抗菌薬よりは少ないのが現状です。ただし、近年増加している ESBL 産生菌やメタロ β-ラクタマーゼ産生菌などのグラム陰性桿菌は、β-ラクタム系薬だけでなく AG 薬にも耐性を示すものが多くなっているので要注意です。

◇ AG 薬の体内動態の特徴

AG 薬の血中濃度のピークは、静脈内投与では投与終了

から30〜60分後、筋注では30〜90分後です。成人での血中濃度の半減期は1.5〜3.5時間ですが、腎機能低下の程度に応じてこれが延長します。投与後には約99％が未変化体のまま尿中に排泄されます。すなわち、尿中への移行は良好で、血中濃度の25〜100倍まで上昇します。しかし、中枢神経系へはほとんど移行しません。

◇ AG薬は相手の菌別に５群に分ける

　最初に実用化された AG 薬は1944年の SM であり、結核の治療薬として開発されました。AG 薬の第1群はこの結核治療が主目的であり、他にカナマイシン（KM）があります。AG 薬の第2群は、緑膿菌を含むグラム陰性桿菌が相手です。GM、トブラマイシン（TOB）、アミカシン（AMK）、ジベカシン（DKB）、イセパマイシン（ISP）、フラジオマイシン（FRM）、リボスタマイシン（RSM）があり、KM もその目的で使われることがあります。第3群はグラム陰性双球菌の淋菌が相手のスペクチノマイシン（SPCM）です。第4群はグラム陽性球菌のメチシリン耐性黄色ブドウ球菌（MRSA）が相手の Arbekacin（ABK）ですが、ABK は緑膿菌にも一定の抗菌力を示します（適応は未承

アミノグリコシド系薬（AG薬）	代表薬	主な他の薬剤
1. 抗結核用 AG 薬	ストレプトマイシン	カナマイシン
2. 抗グラム陰性菌用 AG 薬		
抗緑膿菌用 AG 薬	ゲンタマイシン	アミカシン
3. ペニシリナーゼ産生淋菌用 AG 薬	スペクチノマイシン	
4. 抗 MRSA 用 AG 薬	アルベカシン	
5. 抗原虫用 AG 薬	パロモマイシン	

認）。第5群は、原虫が相手のパロモマイシン（PRM）ですが、妊娠中のアメーバ赤痢やジアルジア症に対する時以外は選択順位が他剤より低くなります。

◇結核菌が相手の時はこう使う

　以上、AG 薬は5つの群に分けられますが、結核菌が相手の場合は厚生労働省の結核医療の基準および日本結核病学会（現　日本結核・非結核性抗酸菌症学会）のガイドライン[1] に準じて使います。結核症の治療法のA法（イソニアジド［INH］＋リファンピシン［RFP］＋ピラジナミド［PZA］＋ SM またはエタンブトール［EB］）に規定されているように SM は併用で使いますが、PZA と SM および EB は最初の2ヵ月間のみ投与します。結核症の治療で多剤併用を行うのは、単独で十分な治療効果の期待できる薬剤が少ないからですが、それ以上に、病巣中の菌量がまだ多い治療初期に単独あるいは2剤程度の少数で治療する

と薬剤耐性が起こりやすいので、第3、第4の薬剤を併用して耐性の発現を阻止するのが目的なのです。ある薬剤への耐性が生じても、併用している他の薬剤がこの耐性を抑えることができるからです。もちろん、AG薬は治療量と中毒量の間が広くはなく、腎毒性や聴器毒性などの副作用が出現することがあるので、それを防止するためにも安全性が確保できる投与量で使うことになります。KMは第2選択薬の位置づけとなっています。

　なお、結核の治療に数ヵ月間という長期間を要するのは、ひとえに結核菌の性質によります。結核菌を含む病原細菌に対して抗菌薬が最も力を発揮するのは、細菌の細胞分裂の時です。細菌は、細胞分裂の最中は大変弱いのです。多くの細菌は条件が良ければ15〜20分といった短時間で分裂を繰り返すのに対し、結核菌の1個から2個に分裂する時間（＝世代時間）は条件が良くても12時間以上です。そうすると、抗菌薬が一日に作用する（＝菌を叩く）回数は多くの細菌では70〜100回なのに対し、結核菌ではせいぜい2回にしかなりません。ですから、結核の場合に6ヵ月の治療で結核菌が叩かれる回数は、多くの細菌が4〜5日程度叩かれる回数と同じです。これが長期間を要する理

由です。

◇併用の目的はもっとある

　第2群でもっぱら使われるのは GM、TOB、AMK、DKB などですが、やはり他剤との併用が基本です。その目的は、結核の治療で述べた項目に加えて、併用することで1+1＝2以上の相乗的な抗菌作用が発揮されるからです。グラム陰性桿菌、特に緑膿菌では相乗作用が多く報告されており、AG 薬と β-ラクタム系薬（PC 薬、CEP 薬、カルバペネム系薬）の併用がよく行われます。第2群の薬剤を使い分ける時は、所属施設のアンチバイオグラムなどで耐性の分布を参考にしながら、腎毒性その他の副作用を勘案しながら使いましょう。

◇TDM（薬物血中濃度モニタリング）が大事

　腎毒性その他の副作用は AG 薬全般に見られますが、その程度には強弱があります。薬物血中濃度モニタリング（TDM）を行うことでその副作用を抑えることができますが、近年の TDM はその副作用のコントロール以上に、耐

性の誘導を抑えながら有効性を向上させることに大きな意
義があります。その意味で、AG薬でのTDM施行は極め
て重要であり、特にAMK、GM、TOB、ABKを投与する
際には励行したいものです。TDMが特に必要な疾患は感
染性心内膜炎やグラム陰性桿菌感染症であり、TDMが特
に必要な宿主は腎機能低下例、腎毒性のある薬剤との併用、
造影剤を使用している患者、高齢者、長期投与例です。
MRSA感染症治療の目的でABKを投与する場合にもTDM
が推奨されます。TDMを行う際には、ガイドライン[2]を
参照しましょう。

◇ AG薬の投与量は？ 投与は1日1回投与か？ 分割投与か？

　AG薬の投与量は、体重と腎機能を基に決めます。決め
た投与量は、腎機能障害があっても初回は減量せず、2回
目以降を腎機能障害の程度に応じて減量したり、腎機能障
害が高度な場合はその程度に応じて投与間隔を開けたりし
ます。投与が長期になる場合にはTDMを行いましょう。
AG薬の投与は以前、1日2回などの分割投与が主流でした
が、現在は1日1回法が多くなっています。1日1回の方が
臨床効果は同等あるいはそれ以上であり、副作用は同等以

下だからです。すなわち、1日1回投与法での1回投与量は、2回分割法の場合の1回分の2倍の量となって血中濃度が高くなり、これによって臨床効果が高くなる一方で、次回投与直前の血中濃度（トラフ濃度）が十分に下がるために腎毒性などが弱まるからです。トラフ濃度があまり下がらない状態で次回の投与が始まると腎毒性などが強まります。この最高血中濃度とトラフ濃度を把握するためにも TDM を行うことは大変重要です。なお、腸球菌による心内膜炎では1日1回法の効果が劣るので分割で投与します。

◇最後に

　以上みてきた AG 薬の長所と短所を把握しつつ、相乗作用等を期待しての併用を基本としながら、各疾患の診療ガイドラインや TDM ガイドラインを参照することで、AG 薬による最大限の臨床効果および安全性を達成することが可能となります。

引用文献

1）日本結核病学会 編：結核診療ガイドライン 改訂第3版. 日本結核病学会, 東京, 2015, p1-129
2）公益社団法人日本化学療法学会, 一般社団法人日本 TDM 学会：抗菌薬 TDM 臨床実践ガイドライン2022. 日本化学療法学会誌 70(1)：1-72, 2022

6 マクロライド系抗菌薬は、第一選択となる場合を押さえよ

◇考え方の基本

　マクロライド系抗菌薬（以下、ML薬）は、副作用が少ないこともあってよく使われていますが、耐性化が進んでいることや14員環系ML薬には他剤との相互作用が多いことから、安易な選択と漫然たる使用は好ましくありません。ML薬が第一選択となる場合（対象疾患、原因菌種など）をきちんと押さえておきましょう。また、他系統の抗菌薬が第一選択であっても、種々の条件でそれが使えないときに第二選択としてML薬が使える場合も押さえておきましょう。

◇ML薬の構造と作用機序

　ML薬は、メチル側鎖を持つ巨大ラクトン環が糖とグル

コシド結合した化学構造を持ち、ラクトン環内の炭素原子数によって14員環系、15員環系、16員環系に分けられます。β-ラクタム系薬（ペニシリン系薬、セフェム系薬、カルバペネム系薬など）とは異なって細菌の細胞質内によく侵入し、16S リボソーム RNA の50S サブユニットに可逆性に結合して蛋白合成を阻害する静菌性の抗菌薬です。

　1952年に実用化された最初の ML 薬である14員環系のエリスロマイシン（EM）は今も使われていますが、抗菌活性や消化管吸収性がやや低く、それを改善したものとして1960年代に16員環系薬が相次いで開発されました。さらに、EM の胃酸に対する不安定性や組織移行性の低さ、抗菌活性や抗菌スペクトラムが狭いなどの弱点を克服したのが1990年代以降のニューマクロライドと称される ML 薬であって、14員環系のクラリスロマイシン（CAM）、15員環系のアジスロマイシン（AZM）などがあり、今日の ML 薬の主流となっています。

◇ ML 薬の有効菌種

　ML 薬は、グラム陽性菌では肺炎球菌、β溶血性連鎖球

マクロライド系薬	代表薬	主な他の薬剤
1. 14員環系	エリスロマイシン	クラリスロマイシン
2. 15員環系	アジスロマイシン	
3. 16員環系	ロキタマイシン	
4. ケトライド系	テリスロマイシン	ソリスロマイシン

菌、黄色ブドウ球菌（ただし、メチシリン感受性の
MSSA）に作用し、グラム陰性桿菌ではインフルエンザ菌、
モラクセラ・カタラーリス、百日咳菌、一部の嫌気性菌に
作用します。非定型病原体のマイコプラズマ・ニューモニ
エやクラミドフィラ・ニューモニエ、レジオネラ、Q熱コ
クシエラにも作用します。また、消化器系ではカンピロバ
クター、ヘリコバクターに作用し、近年増加している非結
核性抗酸菌症ではCAMあるいはAZMがキードラッグと
して他剤との併用で使われています。なお、ML薬の抗菌
活性以外の種々の新作用については後述します。

◇ ML薬では耐性化の傾向が進んでいる

　ML薬耐性の機序は主に、ML薬の標的である23S rRNA
のメチル化、排出蛋白質（efflux protein）によるML薬
の排出、ML薬分解酵素による不活化、ML薬修飾酵素に
よる不活化、リボソームタンパク質の変異、などです。こ

うした機序によって ML 薬の耐性化は進行しており、21
世紀に入ってからのわが国では市中肺炎の原因菌の8割以
上が耐性を示しています。また、ML 薬の種類によって抗
菌スペクトラムには大きな差があり、使用に当たっては所
属施設のアンチバイオグラムなどを参考にしつつ、副作用
を勘案しながら使うことになります。

◇ ML 薬が第一選択となるのは？

　こうした ML 薬の耐性化進行の現状に鑑みると、ML 薬
が第一選択となる菌種や疾患は、呼吸器領域のマイコプラ
ズマ・ニューモニエやクラミドフィラ・ニューモニエ、消
化器領域でカンピロバクター、ヘリコバクター、性感染症
のクラミジア感染症、非結核性抗酸菌症、ペニシリンアレ
ルギーのある梅毒症例ということになります。この内、ヘ
リコバクターではアモキシシリン（AMPC）およびプロト
ンポンプ阻害薬との併用が、非結核性抗酸菌症のマイコバ
クテリウム・アビウム　コンプレックス（MAC）感染症で
はエタンブトール（EB）およびリファンピシン（RFP）な
どとの併用が主軸になります。マイコプラズマやクラミド
フィラの場合でも、細菌性病原体との混合感染が想定され

るときは ML 薬単独ではなく、β-ラクタム系薬などとの
併用が行われます。

◇マクロライド薬の新作用とは？

　ML 薬が種々の生理活性を示すことは以前からよく知ら
れています。広義の ML 薬には、抗真菌薬や免疫抑制薬が
存在しますが、狭義の ML 薬にも種々の生理作用がありま
す。消化管運動ホルモンのモチリンに類似した消化管運動
機能亢進作用と共に、免疫炎症細胞（好中球、リンパ球、
マクロファージ、肥満細胞　等）を介する抗炎症作用がよ
く知られています。後者の端緒は、1980年代に始まった
びまん性汎細気管支炎（diffuse panbronchiolitis：DPB）
の例に対する ML 薬の少量長期投与ですが、DPB の疾患
概念は1969年に日本で確立しています。DPB は40〜50
歳代に多く発症し、呼吸細気管支に広範な炎症が起こって、
持続性の咳、大量の痰、息切れ／呼吸困難を生じ、最終的
には緑膿菌感染に移行して、5年生存率が50％前後だった
指定難病です。通常の1/2〜1/3の量の ML 薬を長期投与
することによってこれらの症候は緩やかに軽減・改善し、
現在の5年生存率は90％以上になっています。緑膿菌に無

効な ML 薬であっても奏効するのはもちろんその抗菌作用によるものではありません。ML 薬の持つ毒素産生抑制作用、エラスターゼ等の酵素産生抑制作用、細菌が産生するバイオフィルム産生の抑制作用、バイオフィルムの破壊作用、菌の細胞付着抑制作用によると考えられていますが、さらに最近では、細菌の Quorum-sensing 機構（細菌が自己の存在密度を感知して病原性の発現を調節するメカニズム）を抑制する作用も知られるようになり、ML 薬の多彩な生理活性には興味が尽きません。

◇ ML 薬投与上の注意点

　AZM は腎機能低下があっても調節は不要ですが、CAM は腎機能低下者では投与量の調節あるいは投与間隔の延長が必要です。消化管運動機能亢進作用による胃部不快感や下痢などは14員環系 ML 薬で高率に見られますが、15員環系や16員環系の ML 薬でもある程度見られます。ML 薬の代謝排泄経路は主に肝・胆道系ですから、肝機能障害に注意が必要です。心電図上の QT 間隔の延長も時に見られますから、十分な病歴聴取と併用薬剤のチェックが必要です。また、14員環系 ML 薬の代謝には CYP3A4が関わり

ますから、この酵素で代謝される薬物との相互作用が生じ得ます。やはり併用薬剤の確認が必要です。

◇最後に

　以上みてきた ML 薬の長所と短所を把握し、第一選択薬となるのはどのような症例・菌種であるかを踏まえて投与すれば、ML 薬による最大限の臨床効果および安全性を達成することが可能となります。

7 キノロン系抗菌薬は、確実に攻める時にしっかり使え！

◇考え方の基本

　最新のキノロン系薬は、抗菌活性が強くて殺菌的であり、高い吸収性や血中濃度に加えて組織移行性も高いなど他の経口薬に優る特質を備え、臨床で使える領域は広いのですが、種々の副作用や大腸菌をはじめとするキノロン耐性菌の増加傾向に鑑みれば、標的を絞って投与すべきであり、使うときは確実に攻めてしっかり使うべきです。すなわち、経口抗菌薬の治療対象としては比較的重症度の高い疾患群に絞るべきです。具体的には、呼吸器感染症では軽症～中等症の肺炎、種々の慢性呼吸器基礎疾患を持つ例における細菌感染であり、重症化リスクのある例では第一選択と考えるべきです。注射用キノロン系薬も同様であり、呼吸器のみならず尿路感染症、腹腔内感染症、婦人科領域感染症、敗血症にもエンピリック治療として用いることが可能です

が、対象は適切に絞りましょう。なお、薬剤によって適応菌種・適応疾患が異なるので注意が必要です。

◇各種キノロン系薬の位置づけ／分類は開発の歴史から分かる

　抗マラリア薬のクロロキン合成の際の副生成物が細菌の増殖を抑えることがヒントとなってキノロン系薬の歴史が始まりました。1962年のナリジクス酸（NA）に始まり、ピロミド酸（PA）、ピペミド酸（PPA）、シノキサシン（CINX）が1980年代初めまでに実用化されましたが、抗菌スペクトラムがいずれもグラム陰性菌に限られ、適応疾患も尿路・腸管・胆道感染症に限られたこと、および代謝的に不安定な薬剤が多く、オールドキノロンと称されています。その代表は NA です。

　1980年代に入り、キノロン骨格にフッ素とピペラジル基を導入して抗菌スペクトラムが黄色ブドウ球菌などのグラム陽性菌にまで広がると共に、抗菌活性の増強と代謝的安定性を獲得した一群のキノロンが開発されました。1984年のノルフロキサシン（NFLX）に始まり、エノキサシン（ENX）、オフロキサシン（OFLX）、シプロフロキサ

キノロン系薬	代表薬	主な他の薬剤
1.　オールドキノロン	ナリジクス酸	
2.　ニューキノロン	オフロキサシン	シプロフロキサシン
3.　レスピラトリーキノロン	レボフロキサシン	モキシフロキサシン

シン（CPFX）、ロメフロキサシン（LFLX）、フレロキサシン（FLRX）、プルリフロキサシン（PUFX）が2000年代初めまでに実用化されてニューキノロンと総称され、代表はOFLX です。緑膿菌に対する抗菌活性を得た薬剤もありますが、呼吸器感染症で最も多い原因菌である肺炎球菌に対する抗菌活性はまだ十分とは言えません。

　1990年以降、肺炎球菌その他による呼吸器感染症や耳鼻科・眼科感染症などへも高い効力を得た一群のキノロン系薬が開発され、レスピラトリーキノロンと称されるようになります。トスフロキサシン（TFLX）、レボフロキサシン（LVFX）、スパルフロキサシン（SPFX）、ガチフロキサシン（GFLX）、モキシフロキサシン（MFLX）、ガレノキサシン（GRNX）、シタフロキサシン（STFX）、ラスクフロキサシン（LSFX）が2010年代にまで実用化され、代表はLVFX です。

　ここまでのキノロンは全て経口薬ですが、注射薬も開発されています。2000年代初めに実用化されたCPFXとパズフロキサシン（PZFX、注射のみ）は注射用ニューキノロンに分類され、それ以降に開発されたLVFXとLSFXは注射用レスピラトリーキノロンに分類されます。注射薬でも、抗菌スペクトラムがグラム陰性からグラム陽性へ拡がっており、代謝的安定性や安全性も向上しています。

◇キノロン系薬の体内動態

　体内動態に優れているのがキノロン系薬の大きな特徴です。経口キノロン系薬の投与後の吸収性は極めて良好であり、高い血中濃度と高い組織移行性を示して、注射用キノロン系薬とあまり変わらない成績です。また、新しい薬剤ほど血中濃度は高く、血中半減期も10時間以上のものが多くなっており、1日1回投与の可能な薬剤が多くなっていると共に、Pharmacokinetics-Pharmacodynamics（PK-PD）理論で示される濃度依存型の抗菌薬としての特長や使い方を具現化しています。体内の各組織への移行率も高く、上気道を含む呼吸器や喀痰、耳鼻咽喉科領域の組織、好中球などの貪食細胞への移行は、β-ラクタム薬に比べ

て格段に良好です。キノロン系薬の多くは腎尿路系から排泄されますが、MFLX と SPFX は肝胆道系からの排泄が多くて尿路感染症の治療には不向きです。TFLX と GRNX は、2つの排泄経路から同程度に排泄されます。

◇キノロン系薬の副作用、相互作用

抗菌薬の副作用で一般的なのは、消化器症状、肝機能障害、腎機能障害、過敏症状などですが、キノロン系薬では他に中枢神経障害、光線過敏症、関節障害、心電図上のQT 間隔延長、低血糖や高血糖など特有の副作用が見られます。その発現頻度はキノロン系薬の間で差はあるものの、投与量並びに血中濃度と比較的相関しますから、安全性に配慮した投与設計を心がけます。

薬物相互作用では、アルミニウムや鉄、マグネシウム、カルシウムなどの金属カチオンを含む他剤との間で消化管内にキレート錯体の形成が起こり、キノロン系薬の吸収が極度に低下します。非ステロイド性の抗炎症薬（NSAID）との併用ではキノロン系薬の GABA 受容体結合阻害が増強されて痙攣誘発作用が高くなります。特に、フェニル酢酸

系とプロピオン酸系の NSAID との併用は要注意です。

◇キノロン系薬の適応菌種と適応疾患

　前述したように、オールドキノロンの抗菌スペクトラムはグラム陰性菌に絞られ、ニューキノロンは緑膿菌を含むグラム陰性菌に加えて黄色ブドウ球菌などのグラム陽性菌にまで拡がり、レスピラトリーキノロンではさらに肺炎球菌への抗菌力が増強されています。結核菌に対する抗菌活性を有するキノロン薬もあり、一次抗結核薬が副作用や耐性で使えない場合に、二次抗結核薬として他の抗結核薬との併用投与が可能です。

　この優れた抗菌活性に加えて優れた体内動態（経口吸収性、血中濃度、組織移行性など）があるため適応疾患は広範囲であり、呼吸器領域、耳鼻科領域、眼科領域（点眼等の外用が多い）、消化器領域、尿路系、婦人科領域、皮膚科領域などほとんどすべての領域の感染症に適応を有しています。

◇キノロン系薬の作用機序と耐性動向

　細菌細胞へのキノロン系薬の作用点は、細菌の複製時に必要な酵素のDNAジャイレースとトポイソメラーゼIVであり、その阻害で殺菌的に作用します。それらの酵素をコードする遺伝子の変異が主な耐性機構ですが、その他にグラム陰性菌の内膜の薬剤排出ポンプ、同外膜のポーリンチャンネルの変化などの耐性機構があります。

　グラム陽性菌では、メチシリン耐性黄色ブドウ球菌（MRSA）を含む黄色ブドウ球菌や肺炎球菌で最小発育阻止濃度（MIC）の上昇傾向はありますが、耐性化が目立つというほどではありません。一方、グラム陰性菌では腸内細菌群の肺炎桿菌、プロテウス・ミラビリスと特に大腸菌で耐性化が進行しており、施設間で差はありますが、キノロン耐性大腸菌の分離頻度が50％前後に達しているところも見られます。キノロン耐性と同時にβ-ラクタマーゼ、特に基質特異性拡張型βラクタマーゼ（ESBL）の産生も多くみられ、キノロン系薬の使用を困難にしています。緑膿菌でのキノロン耐性化も進行しており、20％以上というところが多くなっています。キノロン系薬はかつて淋菌

感染症の第一選択薬でしたが、近年のキノロン耐性率は
80％を超え、もはや第一選択としては使えなくなりまし
た。いずれにしても、施設ごとのアンチバイオグラムを参
照しましょう。

◇最後に

　以上みてきたように、抗菌薬としてのキノロン系薬の特
性は優れたものですが、一方で耐性化が進行している問題、
安全性の問題などがありますから、標的を絞って投与すべ
きであり、確実に攻めてしっかり使うべきです。

グリコペプチド系抗菌薬は、必要な時に限定して使え

◆考え方の基本

　現在のグリコペプチド系薬はほとんどの場合、メチシリン耐性黄色ブドウ球菌（MRSA）感染症に用いられますが、MRSA が無菌部位から分離された場合を除いては、そのMRSA が真の原因菌であるか否かをまず吟味する必要があります。その必要が最も多いのは、喀痰から MRSA が分離された場合ですが、喀痰から分離される MRSA では多くの場合半数以上が、時には90％以上が原因菌ではないことが多いからです。また、分離された MRSA が原因菌であったとしても、感染症の種類によってグリコペプチド系薬以外が第一選択薬として推奨されていることも多く、ガイドラインその他を参照しましょう。感受性や組織移行性、その他により、グリコペプチド系薬が第一選択薬とはならない例も多いからであり、MRSA が分離されたら即グ

リコペプチド系薬、とりわけ、まずはバンコマイシン（VCM）を投与、というわけではありません。グリコペプチド系薬は、必要な時に限定して使いましょう。

◇日本のグリコペプチド系薬の歴史と適応疾患

グリコペプチド系薬は現在、2剤が使われています。VCM とテイコプラニン（TEIC）の2剤であり、主に MRSA 感染症の治療薬として使われています。TEIC は注射用製剤だけですが、VCM には注射薬の他に経口剤と眼軟膏剤とがあります。

VCM は1958年に米国で開発されたグラム陽性菌感染症の治療薬です。日本では、経口の VCM の「骨髄移植時の腸管内殺菌」への適応が1981年に、1986年には「クロストリジウム・ディフィシルによる偽膜性大腸炎」への適応が承認されました。1991年には注射薬が MRSA 感染症の治療薬として使用され始め、1994年には経口薬の「MRSA による感染性腸炎」への適応が承認されました。VCM の長期収載品はさらに2004年、「ペニシリン耐性肺炎球菌（PRSP）による敗血症、肺炎、化膿性髄膜炎」への適応が

承認され、2014年には「メチシリン耐性コアグラーゼ陰性ブドウ球菌（MRCNS）による敗血症、感染性心内膜炎、外傷・熱傷および手術創等の二次感染、骨髄炎、関節炎、腹膜炎、化膿性髄膜炎」への適応が承認されています。TEICはイタリアで開発され、1988年から主に欧州で使われています。日本では1998年に成人のMRSA感染症への適応が承認され、2003年には小児に対する適応が承認されました。VCMは適応疾患・感染症の範囲が広いものの、現状ではTEICを含めて、もっぱらMRSA感染症の治療薬として使われています。

◇グリコペプチド系薬の作用機序と耐性動向

　グリコペプチド系薬は、グラム陽性菌の細胞壁の主要な成分であるペプチドグリカンに対して殺菌的に作用します。すなわち、投与されたグリコペプチド系薬はペプチドグリカンの前駆体であるムレインモノマーのD-Ala-D-Ala側鎖に結合し、ペプチドグリカンの重合を阻害します。ペプチドグリカンはグラム陰性菌にもありますが、VCMとTEICはいずれも分子量が大きいため、グラム陰性菌のみが持っている膜の透過性が悪く、そのためグラム陰性菌に

は抗菌活性を示せません。

　VCM の 耐 性 基 準 に つ い て 米 国 の Clinical and Laboratory Standards Institute（CLSI）は、最小発育阻止濃度（MIC）>8μg/mL を Resistance（R：耐性）、MIC が4〜8μg/mL を Intermediate（I：中間）、≦2μg/mL を Susceptible（S：感性）としており、わが国もこの基準を準用しています。しかし、PK-PD 理論や各種の臨床成績からは MIC ＝2μg/mL を示す株では臨床効果が期待できないとされています。しかるにわが国では、この MIC ＝2μg/mL を示す株が漸増傾向にあり、分離頻度がすでに10％を超える施設が多くなっています。TEIC に関しては報告が少ないものの、海外では VCM の MIC が4〜8μg/mL を示す Intermediate 株のほとんどで TEIC の MIC も上昇していることから、わが国も同様と考えられます。すなわち、グリコペプチド系薬低感受性の MRSA がわが国でも漸増中であると考えなければなりません。

◇グリコペプチド系薬の体内動態と投与設計、副作用

　グリコペプチド系薬の体内動態に基づいた投与設計は極

めて重要です。この項では VCM を中心に述べますが、VCM では腎毒性や第8脳神経障害、肝機能障害、Red neck（Red man）症候群、過敏症状など副作用が比較的多いからであり、もう一つ、臨床効果を得るためにはある程度十分な血中濃度も必要だからです。点滴静注用 VCM は成人には通常、1日2g を1回0.5g、6時間ごとに1日4回投与、もしくは1回1g、12時間ごとに1日2回投与します（高齢者ではそれぞれ12時間ごと、および24時間ごとの間を空けて投与）が、1g を1時間かけて投与した場合の最高血中濃度は50μg/mL 前後になります。これが60μg/mL を超えたり、次回の投与直前の最低血中濃度であるトラフ値が30μg/mL を超えていたりすると副作用が出現しやすくなります。一方で、トラフ値を一定の値以上に確保することが臨床効果に直結するといわれ、VCM では通常、トラフ値の目標を10～20μg/mL に、重症例や複雑性の感染症例では15～20μg/mL に設定することが求められています。臨床では、薬物血中濃度モニタリング（Therapeutic Drug Monitoring：TDM）を行うことが治療成功に必要なのです。

　VCM は腎排泄型の薬剤であり、投与後24時間までに投

与量の85％、72時間までに90％以上が尿中へ排泄されます。VCMの髄液移行は決して高くはなく、髄膜炎があっても血中濃度の1〜7％程度しか移行しません。肺組織濃度は血中濃度の25〜40％程度まで上がりますが、喀痰への移行は10％強程度です。というわけで、VCMの体内動態は総じて良好とは言えません。

◇グリコペプチド系薬の臨床における使い方

　VCMがMRSA感染症に汎用されているのは、アミノグリコシド系薬のArbekacin（ABK）と並んで最も早くMRSA感染症に対する適応が承認されたからですが、万能というわけではありません。原因菌のVCMに対するMICが≦1μg/mLを示す場合に限定されるべきです。また、感染症ごとに他の抗MRSA薬が選択の最上位にある場合が多いことを知っておかなければなりません。例えば院内肺炎や肺膿瘍、膿胸などの呼吸領域感染症ではオキサゾリジノン系薬のリネゾリド（LZD）やテジゾリド（TZD）の方が優れており、菌血症や敗血症、感染性心内膜炎などの血流感染症ではリポペプチド系薬のダプトマイシン（DAP）の方が優れています。これらを除いた場合にようやく

VCM が選択の上位に上ってきます。TEIC は、同じグリコ
ペプチド系薬の VCM に比べて腎機能障害が少なめである
ことから、VCM の投与が困難な腎機能障害例への選択が
多くなりますが、承認されている適応疾患が少ないことに
注意しましょう。

　なお、繰り返しになりますが、感染症例から分離された
MRSA が原因菌であることが抗 MRSA 薬投与の必要条件
です。無菌部位からの分離ならともかく、呼吸器感染症な
どで喀痰から MRSA が分離された例では、それが原因菌
であることをしっかり把握してから必要な例に限って投与
しなければなりません。

ST 合剤は、他の抗菌薬が効かない時に使え

◇ ST 合剤とは

　ST 合剤は、細菌細胞の DNA 合成のために必要な葉酸の合成を阻害するサルファ剤のスルファメトキサゾール（SMX）と抗菌薬のトリメトプリム（TMP）を5対1で配合した内服用の錠剤であり、葉酸合成を2段階で連続的に阻害して相乗的な殺菌作用を示します。また、それぞれの単独投与では耐性が生じやすいのですが、2剤を併用することによって互いの耐性を抑制することが可能となっています。元々は、腸球菌属、大腸菌、赤痢菌等による肺炎、複雑性膀胱炎、感染性腸炎等に適応を有していましたが、2012年にニューモシスチス肺炎（PCP）の治療と予防の適応が承認され、臨床での役割が大きくなっています。内外のガイドラインでも PCP の治療と予防の第一選択薬に位置付けられています。

◇ ST 合剤の体内動態

　内服後の消化管からの吸収は優れていてバイオアベイラビリティも高く、ほとんどの組織に移行します。特に尿路系への移行が高率であり、β-ラクタム系薬がほとんど移行しない前立腺にもよく移行するため、前立腺炎の治療にも使われます。呼吸器組織への移行もよく、PCP の治療と予防の重要な選択肢です。

◇ ST 合剤の適応菌種と適応疾患、耐性動向

　緑膿菌や嫌気性菌には効果がありませんが、投与適応が承認されている菌種は幅広く、腸球菌属、大腸菌、赤痢菌、チフス菌、パラチフス菌、シトロバクター属、クレブシエラ属、エンテロバクター属、プロテウス属、モルガネラ・モルガニー、プロビデンシア・レットゲリ、インフルエンザ菌が対象です。適応疾患としては、肺炎、慢性呼吸器病変の二次感染、複雑性膀胱炎、腎盂腎炎、感染性腸炎、腸チフス、パラチフスがありますが、臨床で重要なのはやはり、ニューモシスティス・ジロベシによる PCP です。PCP は、1980年代から増加し始めたヒト免疫不全ウイル

ス（HIV）感染症の例において診断の契機になることが多く、HIV感染症の指標疾患とも言われています。しかし最近では、抗がん剤や生物学的製剤を含む免疫抑制的な薬剤が医療現場で広く使われるようになったため、HIV感染症以外の例でもPCPの発生が増えています。

ST合剤は、元々は耐性化の少ない広域スペクトラムの薬剤と考えられていましたが、薬剤耐性をコードした遺伝子がプラスミド性に拡散し、世界的に耐性の増加が報告され始めています。ただ、施設ごとの耐性状況は大きく異なりますから、それぞれの施設のアンチバイオグラムを参照することが肝要です。

◇ ST合剤の副作用

葉酸＝ビタミンB_9ですが、ヒトの細胞には葉酸合成系がないため、ヒトは腸内細菌が産生する葉酸を利用しています。そのため、ST合剤の服用で腸内細菌の葉酸合成が抑えられてヒトが葉酸欠乏になり貧血を呈することがあります。また、PCPの発症が多いためにST合剤の投与が必要となることの多いHIV患者では皮疹が起こりやすいと

もいわれます。さらに、頻度は低いものの、重篤な Stevens-Johnson 症候群が起こったり、骨髄抑制による貧血や血小板減少などを起こしたりすることがあります。

◇まとめ

　ST合剤は優れた抗菌薬ですが、頻度は高くなくとも副作用が起こった場合には重篤になりやすく、PCP の治療では他の有効な抗菌薬も揃いつつあること、施設ごとに耐性動向が大きく異なること、などから、他の抗菌薬が無効を示す場合に自施設のアンチバイオグラムを参照しながら選択・投与しましょう。

第 3 章
抗菌薬療法のキモ

1 叩いたらすぐ逃げろ！ 逃げるに勇気はいるが役に立つ！ 抗菌薬療法の極意は hit & away！

「hit & away」はボクシング用語です。ボクシングの選手が戦うスタイルには、ファイター型とボクサー型およびその中間型の3つがあり、それぞれインファイター、アウトボクサー、ボクサーファイターとも称されます。インファイターは、とにかく相手にくっついてパンチを打ちまくるタイプであり、アウトボクサーは、離れたところから相手のパンチをかいくぐって飛び込み、自分のパンチを的確に当てたらすぐに相手から離れるタイプです。全く正反対のスタイルですが、筆者の若いころのヘビー級の選手では、インファイターはマイク・タイソン、アウトボクサーはモハメド・アリが典型です。アリ自身の言葉としては「蝶のように舞い、蜂のように刺す」が有名ですね。

抗菌薬療法は、このアウトボクサーが手本です。アウトボクサーは相手の懐にはなかなか入らず、機を見て入り込

んだら長いリーチを生かして的確なパンチを当て、すぐ離れて相手のパンチから逃がれる戦法を繰り返しますが、このガツンと叩いたらすぐ離れるのが「hit & away」です。抗菌薬療法で、高用量を投与し（＝ガツンと叩いて）、短期間で治療を終了する（＝すぐ離れる）のに相当します。でも、なぜ高用量で、なぜ短期間なのでしょうか？　臨床効果を上げて副作用を少なくし、併せて耐性菌を選択・誘導しないのが目的です。抗菌薬はしょせん、ヒトの体にとっては異物ですから、長居は無用です。「高用量・短期間」の意義を考えるためには、ちょうど真逆の「低用量・長期間」を考えるとよく分かります。

　原因菌をせん滅（＝殺菌）するためにはある程度の高用量が必要です。菌種によって異なりますが、感染病巣で少なくとも最小発育阻止濃度（MIC）値以上の抗菌薬の濃度、あるいは最小殺菌濃度（MBC）値以上が望まれます。しかし低用量では、臨床効果を得られないだけでなく、耐性菌を選択・誘導しやすくなります（∵菌が低濃度にさらされると耐性が出やすい）し、長期間投与はそれを助長するだけでなく、副作用を増やすことにしかなりません。1990年代のわが国でペニシリン耐性肺炎球菌が増加した

　一因には、この低用量・長期間投与（＝ちょぼちょぼ・ダラダラ投与）があったと筆者は考えています。ちょぼちょぼ投与して様子を見ても何も得られません。ダラダラ投与も同じです。おっかなびっくりの低用量ではなく、必要にして十分な高用量（＝長いリーチ）を投与すべきですし、効果が現れて患者の全身状態が改善し始めたら早めの治療終了（＝すぐ離れる）を考えましょう。ダラダラ長期間の投与は医師の自信のなさを表す安心料でしかありませんし、有害無益でしかありません。抗菌薬療法は「hit & away」なのです。心がけましょう。

2 実例から入れば、PK-PD 理論は難しくない

　講演会でよく「PK-PD 理論というのがありまして…、」と話を始める先生がいます。「時間依存性の抗菌薬ではパラメーターが time above MIC で…、濃度依存性では Cmax ／ MIC と AUC ／ MIC…」と続けられると、身構えてしまいます。「理論」は覚えなければなりませんし、「理論」と言われると高邁なものと思いがちだからです。でも、世の中には最初から理論はありません。多数の事象・現象を一つの論理で説明できた時、それが理論です。PK-PD理論も同じで、実例が前にあったのです。講演で PK-PD理論に触れるとき、私はまず自分の経験例を紹介します。その方が分かり易いし、インプレッシブだからです。

　1例目はずいぶん前の例で、セフェム系薬でいえば第一世代薬しかなかった1970年代後半の例です[1]。基礎疾患や合併症のない15歳の中学3年生女子がう歯（虫歯）の十

分な手当てをしないでいたら下顎膿瘍に進展し、さらに敗血症から髄膜炎にまで至って紹介されてきました。血液培養で原因菌はメチシリン感受性黄色ブドウ球菌（MSSA）と判明していました。当時使える抗菌薬はまだ少なく、アンピシリン（ABPC）とセファゾリン（CEZ）を選択し、その12gと6gを1日4分割で6時間毎併用投与しました。幸いに改善して一般状態もよくなり、頻回投与による患者の負担を考え（看護サイドから6時間ごとの投与は大変だ、という声もありました）、同じ12gと6gの1日3分割、8時間毎の投与に切り替えました。ところが、数日後から再び発熱し、状態もまた悪化し始めたのです。他の抗菌薬に切り替えるのも一つの手でしたが、それはせず、同じABPCとCEZで元の4分割、6時間毎の投与に戻したところ、再び解熱と改善が得られました。その後の経過は順調で、注射薬の投与は6週間で終了し、最終的に髄膜炎の後遺症の右外転神経マヒを残したものの、軽快・退院に漕ぎつけました。

　最初に1日4分割投与としたのは、当時の米国の教科書等を参照したからです。そこでは、重症例は一回投与量を増やすよりも投与回数を増やす方がよく、たとえばベンジ

ルペニシリン（PCG）などは重症例では1日4分割ではな
く6分割、場合によっては8分割で投与するよう推奨して
いました。しかしその理由は示されていません。多くの経
験から得られた知識と思われます。筆者は、PCGなどは
血中半減期が10〜20分程度と短いため頻回投与が必要な
のだろう、と考えていました。しかし、もう一方のCEZは、
血中半減期が2時間前後と比較的長めですから、その理屈
があまり当てはまりません。この疑問が解明されるには、
それから20年後の1990年代後半、CraigのPK-PD理論の
登場を待たなければなりませんでした。その理論の前に、
別の経験例を紹介します。

2例目は2000年代半ばの2月に外来で経験した例です[2]。
種々の基礎疾患や合併症のある78歳の男性が感冒様症状
（咽頭痛・鼻汁・咳・痰・37℃前後の微熱）を訴えて筆者
の同級生の診療所を受診しました。急性咽頭気管支炎とし
てキノロン系薬のレボフロキサシン（LVFX）300mg、分
3が開始されました（当時はこれが標準投与法でした）。
しかし、改善せずに食思不振と息切れも加わり、9日後に
同院を再受診します。ここで初めて胸部X線写真を撮り、
右下肺野の浸潤性陰影と胸水貯留を認めたため、肺炎＋胸

膜炎として入院治療を勧めましたが、本人は外来治療を強く希望しました。はたと困った筆者の同級生は、当時の新薬で同じキノロン系薬のモキシフロキサシン（MFLX）400mg、分1、10日間の投与に切り替えました。そうすると、症状は急速に改善しましたが、10日後の再受診時にはもう少し抗菌薬が必要と思われました。しかし、MFLXの添付文書には投与期間は原則として10日間以内という記載があり、LVFX 300mg、分3の投与に戻したのです。ところが症状は再燃して再び息切れも加わり、6日後の検査値も再増悪したため、紹介されて筆者の外来を受診することになりました。

　ちょうど月が代わっての紹介受診時、原因菌は判明していませんでしたが、高齢者の市中発症型肺炎で前投薬もなく、同じキノロン系薬のLVFXとMFLXで効果が分かれた点などから肺炎球菌を想定しました。尿中抗原検索を行なったところ、やはり同菌が原因菌です。念のためのレジオネラ尿中抗原検査は陰性でした。本例は、陳旧性肺結核の後遺症として肺胞気道系微細構造の変化があり、肺組織移行が良好なキノロン系薬であっても移行率は良くはないと想定されます。しかも、38.4℃発熱、咳、痰、胸痛、息

切れと共に SpO$_2$は94％と低く、軽度の脱水症状まである
ので、当然、入院治療とすべきです。何度も説得しました
が承諾は得られず、やむなく筆者も外来治療を行うことと
しました。肺炎球菌が原因菌であることには間違いがない
ので MFLX を再投与すると共に、同級生の診療所に補液
と共にセフトリアキソン（CTRX）の1回1g、1日1回、3
日間の点滴静注をお願いしました。再び症状は改善し始め、
10日後の再受診時には白血球と C 反応性蛋白（CRP）の
改善も順調でした。しかし一般状態の改善は緩徐であり、
抗菌薬の継続がやはり必要と考えました。MFLX の10日
間以上の投与はためらわれましたので、LVFX を1日
400mg、分2で投与しました。増悪することなく10日間
の投与でさらに改善し、ようやく治療を終了しました。な
お、喀痰培養では有意菌は検出されませんでした。尿中抗
原検索の有用性も実感した例です。

　この症例で最も反省すべきは入院を説得できなかった点
でしたが、LVFX の効果発現に差のあったことにも興味が
あります。1回100mg、1日3回では症状の増悪を抑えら
れなかったのに、1回200mg、1日2回では抑えられたの
です（現在は、1日1回、1回500㎎が標準です）。すなわち、

> **時間依存型**〔ペニシリン系薬、セフェム系薬、カルバペネム系薬〕
> 一定の濃度以上では殺菌力が頭打ちとなり、濃度より接触時間の方が重要。

> **濃度依存型**〔キノロン系薬、アミノグリコシド系薬、マクロライド系薬〕
> 濃度が上がれば上がるほど殺菌力が強くなり、殺菌のスピードも上がる。

> ⬭ **抗菌力発現＝臨床効果発現の目安**
>
> **Time above MIC**··· β-ラクタム系薬等
> **Cmax／MIC**···アミノ配糖体系薬やキノロン系薬で重要
> **AUC／MIC**···マクロライド系薬やキノロン系薬で重要
> ⬇
> これらの値が大きいほど臨床効果が上がる！

Time above MIC：血中濃度が最小発育阻止濃度（MIC）を超える持続時間
Cmax：最高血中濃度　AUC：血中濃度−時間曲線下面積
抗菌薬の抗菌力発現には2つのタイプ（PK-PD理論）

1回量を増やして投与回数は減らす方がより有効なのであり、これはPK-PD理論で言う濃度依存性抗菌薬の特性そのものです。第1例から25年以上経過して本例を経験したのですが、筆者はPK-PD理論をこうやって実感しました。

　筆者の恩師の今野　淳先生（結核菌と非結核性抗酸菌を簡便に鑑別できるナイアシン試験を昭和20年代に創案、

論文は Science 誌に掲載）は1970年代後半、総回診でよく「アミノグリコシド系抗菌薬は化学調味料のようなものだ。1日1回でいいから、まとめてちょっと入れればよい」と話していました。根拠は何も話されませんでしたが、先述の米国の教科書同様、これも恐らく体験から得たものと思われます。それから約20年後、Craig は感染動物の詳細な治療実験に基づいて PK-PD 理論を構築しました。その後の PK-PD 理論は、有効性向上や安全性確保と共に耐性菌を抑える投与設計も可能となり、新規抗菌薬の開発や既存抗菌薬の使い方の改善・改良にも広く用いられています。大いに参考とすべきです。

引用文献

1）渡辺　彰：抗菌薬の"適正使用"とは何か―どこに問題があるのか．感染と抗菌薬　11(1)：9-16，2008
2）渡辺　彰：治療の諸問題　外来治療の実際―自験例から考える―．カレントテラピー　25(1)：128-133，2007

参考文献

3）渡辺　彰：第1章　臨床から生まれてきた PK-PD 理論　1．この症例が PK-PD を教えてくれた！　PK-PD は難しくない！　抗菌薬 PK-PD 実践テクニック（渡辺　彰，藤村　茂 編），南江堂，東京，2010，p2-7

3 市中肺炎の治療；経口薬か？ 注射薬か？ メシを食えるかが大事

　市中肺炎と診断して投与抗菌薬を選ぶ時、経口薬にするか？ 外来で点滴用の抗菌薬を数日間投与するか？ それとも入院してもらうか？ 迷うときがあります。筆者は、以下のような評価項目を複数置き、該当する項目が多い場合に経口薬で外来治療を行うようにしています。まず、症状と所見を見ましょう。体温は38℃未満であること、呼吸困難・息切れがないこと、チアノーゼがないこと、脱水所見がないことを確認します。次に臨床検査成績を検討します。白血球数が12,000/μL 未満であること、C 反応性蛋白（CRP）が10mg/dL 以下（定性法では4＋以下）であること、肺炎陰影の広がりが片側肺の1/6以下であること、などです。

　しかし、もっと大事なのは患者の一般状態や背景です。経口抗菌薬の適応が高いのは高齢者よりは若年者ですし、

先行抗菌薬が無効だった場合には経口薬はなるべく避けます。もちろん、基礎疾患・合併症がないこと、あっても軽微であることが必要ですし、免疫能の低下があってはいけません。しかし、もっと大事なのは患者の食欲です。通常の食事摂取量の半分を切っていたら経口薬は避ける方が無難です。入院の上、脱水の程度に応じて補液を投与し、注射用抗菌薬を選びます。通常の7割以上を確保できていたら経口抗菌薬による外来治療が可能です。半分から7割の間は、適宜、他の条件を勘案しますが、通常の食事摂取量の半分というのはほぼ1,200Kcal に相当します。基礎代謝量に近いですね。この目安は、例えば外科手術後の転室や退院の判断にも使われますし、治療が奏効して、投与抗菌薬を注射薬から経口薬に切り替える際にも大きな参考になります。「人間、メシを食えれば大丈夫！」なのです。

4 原因菌不明の肺炎、2つに分けたら抗菌薬はすぐ決まる

　日本の肺炎診療ガイドラインには、他の国のガイドラインにはないユニークな特徴がいくつかあります。日本呼吸器学会が2000年に出した最初の市中肺炎ガイドラインから続いている「原因菌不明時の肺炎病型の鑑別」はその一つです。肺炎の原因菌を同定するのはもちろん重要ですが、いくら頑張っても確定しないことは多々あります。その際には、細菌性肺炎と非定型肺炎の2つに分けてしまうのです。そうすると、投与すべき抗菌薬がほぼ決まってしまうからです。

　市中発症の細菌性肺炎の原因菌は多い順から、肺炎球菌、インフルエンザ菌、モラクセラ・カタラーリス、などです。これらを細菌性病原体といいますが、いずれも細胞壁を持っている細菌ですから、細胞壁合成阻害薬が有効です。β-ラクタム系薬（ペニシリン系薬、セフェム系薬、カル

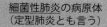

細菌性肺炎の病原体 （定型肺炎とも言う）	非定型肺炎の病原体 （昔は異型肺炎と）
1．肺炎球菌 *Streptococcus pneumoniae*	1．肺炎マイコプラズマ *Mycoplasma pneumoniae*
2．インフルエンザ菌 *Haemophilus influenzae*	2．肺炎クラミジア* *Chlamydia pneumoniae*
3．モラクセラ *Moraxella catarrhalis*	3．レジオネラ *Legionella pneumophilla*
	4．Q熱コクシエラ *Coxiella burnetii*

＊正式にはクラミドフィラ

肺炎の原因菌は2つに分けて考える

バペネム系薬など）が有効ということです。

　一方、市中発症の非定型肺炎の原因菌は多い順から、肺炎マイコプラズマ、肺炎クラミドフィラ（クラミジア）、Q熱コクシエラ、レジオネラ・ニューモフィラ、などですが、これらを非定型病原体といいます。「非定型」というのは、最初に実用化された抗生物質のベンジルペニシリンが効かない、ということから言われたものであり、最初は「異形肺炎、異形病原体」とも言っていました。さて、肺炎マイコプラズマは細胞壁を持っていませんから、細胞壁

合成阻害薬は効きません。肺炎クラミドフィラとQ熱コクシエラおよびレジオネラ・ニューモフィラは細胞壁を持っているのですが、細胞壁合成阻害薬のβ–ラクタム系薬は効きません。なぜなら、これらの病原体は細胞内で増殖しますが、β–ラクタム系薬は細胞内には移行しにくいからです。したがって、よく効くのは細胞壁以外に作用する抗菌薬か、細胞内によく移行する抗菌薬ということになります。この条件に当てはまるのがマクロライド系薬やテトラサイクリン系薬、ニューキノロン系薬などです。このように、原因病原体を2つに分けるだけで、投与すべき抗菌薬を大きく絞り込むことが可能になります。

それでは、細菌性肺炎と非定型肺炎はどう分けるのでしょう。ここが日本のガイドラインのミソですが、非定型肺炎に多い症状・所見と簡単な検査成績を複数項目並べ、それがいくつ該当するか？ で2つに分けるのです。初版のガイドラインでは9項目を並べていましたが、現行のガイドライン[1] では6項目に減らしています。すなわち、①年齢60歳未満、②基礎疾患がない、あるいは軽微、③頑固な咳がある、④胸部聴診上所見が乏しい（＝聴診してもラ音が不明確）、⑤痰がない、あるいは迅速診断法で原因

なぜ、定型肺炎と非定型肺炎を鑑別するのか？

1. 細菌性肺炎 ………… 肺炎球菌、インフルエンザ菌、モラクセラ など

→ 細胞壁を有するのでβ-ラクタム薬（細胞壁合成阻害剤）が奏効する

→ 細胞壁は動物細胞にはない構造なのでヒトでの安全性が高い

2. 非定型肺炎 ………… マイコプラズマ、クラミジア、レジオネラ、コクシエラ など

→ β-ラクタム薬は奏効しない
　　・マイコプラズマは細胞壁を持たない
　　・クラミジア〜コクシエラは感染組織の細胞内に入り込むが、β-ラクタム薬は細胞内にはほとんど移行しない
　　　→ 細胞壁以外に作用／細胞内に移行する薬剤が奏効する

→ マクロライド薬、テトラサイクリン薬、キノロン薬がこの条件に合う

病型を鑑別することで薬剤の選択が容易になり、治療効果が向上する！

菌が証明されない、⑥末梢白血球数が10,000/μL未満である、の6項目です。6項目中4項目以上が合致すれば非定型肺炎が疑われ、3項目以下であれば細菌性肺炎を疑うものですが、これについては感度78％、特異度93％という検証成績があります。また、白血球数がまだ判明していない時点でも、臨床症状・所見の①〜⑤の5項目中3項目以上の合致で非定型肺炎を疑い、2項目以下なら細菌性肺炎

細菌性（定型）肺炎の例／
Peptostreptococcus sp.
による肺化膿症

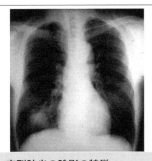

非定型肺炎の例／
Chlamydia psittaci
によるオウム病肺炎

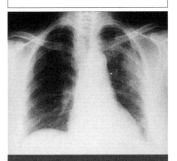

定型肺炎の陰影の特徴

境界（辺縁）が鮮明で多くは区域性
比較的濃厚な浸潤性陰影が多い
陰影の時相が単一（⇔結核は時相が様々）
大葉性肺炎は肺葉単位で分布
気管支肺炎は小葉単位〜気管支周囲

非定型肺炎の陰影の特徴

境界（辺縁）が不鮮明、非区域性
多発することがよくある
比較的淡いスリガラス様陰影も多い
陰影の時相が単一（⇔結核は時相が様々）

を疑いますが、この場合も感度84％、特異度87％という検証成績があります。簡単な鑑別項目だけで精度の高い病型鑑別が可能になっているのです。

　なお、上記の6項目は細菌性肺炎にもまま見られますが、

多くは非定型肺炎で見られるものであり、それを複数チェックすることで非定型肺炎に絞り込むことが可能になります。また最近、マイコプラズマ肺炎の抗原検出法や遺伝子増幅法（LAMP法）による迅速診断が可能になりましたから、上記①～⑤を用いた鑑別法で非定型肺炎が疑われた場合、これらの迅速診断法を追加で施行すれば鑑別の精度はさらに上がります。こうしたアプローチで、市中肺炎の治療成績は大きく向上しますから、活用しましょう。肺炎診療ガイドラインの作成に携わってきた委員の一人としても推奨いたします。

引用文献

1）日本呼吸器学会成人肺炎診療ガイドライン2017作成委員会 編：成人肺炎診療ガイドライン2017，一般社団法人日本呼吸器学会，東京，2017，p1-175

5　抗菌薬療法；薬が効かないときはこう考える！

　投与した抗菌薬が効いていない、と思われるときは少し焦ります。どうしたらよいでしょうか？　焦って他の抗菌薬に変えたりしますが、それも効かないことがあります。他の系統の抗菌薬に変えるのが原則ですが、それも効かないことがあり、ますます焦ります。どうすればよいでしょうか？　このような時は、いったん踏みとどまって一から考え直す、遠いところから考え直すのが最善の手です。筆者は、以下のように考えることにしています。感染症診断の基本に立ち返って考えるのですが、筆者は呼吸器内科医ですから、肺炎の場合を例にとって述べていきます。

　まず、本当に肺炎でしょうか？　遠いところから考え直すべきです。すなわち、病原微生物以外の要因をもう一度探ります。肺炎と混同されやすい呼吸器疾患は概ね多い順かつ概ね進行が早い順に、①心不全や肺水腫による陰影、

②肺がん腫瘍による閉塞性陰影や無気肺（細菌性肺炎の合併も多いが）、③肺胞上皮癌、④放射線肺炎、⑤肺塞栓症、⑥特発性間質性肺炎、⑦薬剤起因性肺炎、⑧過敏性肺炎、⑨好酸球性肺炎、⑩抗原病性肺病変、⑪サルコイドーシス、⑫肺胞蛋白症、などがあります。可能性をつぶしていきましょう。

　上記が否定されたら、病原微生物について検討しますが、①細菌以外の病原微生物、②細菌による感染、の順でまず考えます。①の多くは間質性肺炎像を取ることが多いのですが、一般状態の良好な肺炎はマイコプラズマやクラミドフィラ（クラミジア）を考えます。最近では新型コロナウイルス感染症（COVID-19）も重要な鑑別疾患です。重篤な院内肺炎は、ニューモシスチスやサイトメガロウイルスを考えます。真菌や抗酸菌は肺胞性肺炎像を呈することも多いものの、それぞれ特徴的な陰影を呈しますから、必ず鑑別しましょう。

　細菌以外の可能性を排除したらようやく細菌による肺炎にたどり着きますが、これを①原因菌が投与抗菌薬の適応菌種である場合と、②投与抗菌薬の抗菌活性が及ばない菌

種、の2つに分けて考えます。①の原因菌が投与抗菌薬の
適応菌種である場合には、(1) 細菌側の要因、(2) 宿主側の
要因、(3) 薬剤側の要因、の3つについて順次考えていき
ます。(1) では、適応菌種であっても元々耐性化の強い菌
種（例えばメチシリン耐性黄色ブドウ球菌［MRSA］や緑
膿菌など）が考えられ、適応を有する他の抗菌薬との併用
などを考えます。(2) では、抗菌薬療法が十分であっても
基礎疾患・合併症の治療が不十分な場合がまず考えられま
す。糖尿病、心不全、膠原病、腎疾患、悪性腫瘍、種々の
免疫不全などであり、それらの治療も綿密・十分に行わな
ければなりません。また、肺炎と思われた陰影が肺化膿症
だったり肺膿瘍だったりする場合があります。後者では、
穿刺ドレナージによる原因菌の同定と共に排膿を行います
が、排膿してからようやく改善する場合がよくあります。
(3) では、抗菌薬の投与設計の問題が考えられます。投与
している抗菌薬が、PK-PD 理論で時間依存型の薬剤（β−
ラクタム系薬など）であれば1回投与量の増量よりも投与
回数の増加を、濃度依存型の薬剤（キノロン系薬やアミノ
グリコシド系薬など）であれば投与回数ではなく1回投与
量の増量を、いずれも安全性に注意しつつ検討しましょう。
もちろん、投与した抗菌薬の血中濃度を測定する薬物血中

濃度モニタリング（TDM）も重要です。

　最後に、②の投与抗菌薬の抗菌活性が及ばない菌種である場合ですが、今投与している抗菌薬の適応菌種と適応外菌種を再確認しましょう。適応外菌種であれば、当然他の抗菌薬に変更しなければなりません。以上ですが、いずれにしても原因微生物を的確に把握することが何にもまして重要であることが理解できます。

6 抗菌薬療法；薬は効いている けれど、いつ終了するか？

　抗菌薬を投与して臨床症状・所見や検査成績が改善してきたとき、抗菌薬をいつ終了するのか悩むことがあります。感染症の種類別に標準的な投与期間を考えてみましょう。

　敗血症や感染性心内膜炎で治療効果の指標となるのは、症状（体温、脾腫など）、検査値（白血球数［WBC］、C反応性蛋白［CRP］、γ-グロブリンなど）の改善であり、抗菌薬が奏効すれば3〜5日で解熱します。軽症例ではその後2週間ほど、中等症以上では4〜6週間の治療を継続しますが、超重症では数ヵ月という例も時に経験されます。細菌性髄膜炎では、抗菌薬が奏効すれば4〜7日で解熱傾向となり、その後、完全解熱、意識清明、髄膜刺激症状の消失が得られますが、治療期間は原因菌の種類によって異なります。髄膜炎菌やインフルエンザ菌では7日間、肺炎球菌は14日間、β-溶連菌・大腸菌や緑膿菌等のグラム陰

性桿菌・リステリア菌では21日間を標準と考えます。

　呼吸器感染症は部位別に、上気道炎、気管支炎、肺炎、肺化膿症、膿胸があり、さらに急性と慢性に分けられますが、投与終了時期に関しては基礎疾患の有無が重要です。また、治療効果の指標となるのは、症状（体温、咳嗽、喀痰、胸痛など）と検査値（WBC、CRP、赤沈値、胸部X線陰影など）の改善ですが、これらの中で最も早く改善するのは体温、次いでWBCであり、CRPや肺炎陰影の改善は遅れ、赤沈値はかなり遅れます。後者ほど当てにはなりません。

　基礎疾患のない健常者の急性肺炎では、解熱とWBC正常化およびCRP値の明確な改善が見られたら、たとえ肺炎陰影が多少残存していても治療を終了してよく、4〜7日間で十分です。基礎疾患がある例の肺炎では、前記の多くの指標のほぼ完全な改善を認めた時点で終了するのがよく、感染防御能の低下が軽度なら7〜10日、高度なら10〜14日、時には3週間を考えます。

　慢性呼吸器基礎疾患を有して細菌感染を反復するような

例（慢性気道感染症）は7〜14日間で十分な例を多く経験します。肺化膿症は、重症度に応じて3〜6週間の治療が必要です。膿胸は、診断したら即刻の胸腔ドレナージおよび抗菌薬投与を開始することが何よりも必要です。重症度に応じて4〜8週間の治療が必要となります。

　胆道感染症で治療効果の指標となるのは、症状（体温、圧痛、自発痛）、検査値（WBC、CRP 等）の改善であり、発熱や圧痛の消失後4〜7日で投与を終了しますが、胆石や胆道閉塞に注意します。腸管感染症の原因菌は多彩ですが、通常は5〜7日間でよく、一方、腸チフスでは14日間投与が原則です。

　尿路系に基礎疾患のない急性膀胱炎と急性腎盂腎炎の場合、前者は抗菌薬が奏効すれば3日でほぼ治癒しますが、再発例もあるので5日間は投与します。後者も同様に3日で解熱傾向となりますが、同様の意味から7日間投与します。尿路系に基礎疾患を有する例の感染（慢性複雑性尿路感染症）は、基礎疾患の治療が重要ですが、抗菌薬が奏効しても再発の確率が高いので、14日間は投与を継続します。

　なお、いずれの場合も基礎疾患がある場合には長めの投与を考えます。また、抗菌薬の効果判定はおよそ3日後（＝4日目）を目安にします。3日後には細菌培養の成績もほぼ判明しますが、この時点で解熱傾向がない場合は無効と判定し、感受性成績を参照しながら原則として異なる系統の抗菌薬に変更します。副作用で変更する場合も同じです。

抗菌薬療法；副作用が出たら こうする！

　抗菌薬治療中に副作用が出たときは、原則としてその投与を中止します。それだけで多くの副作用症状が軽減・消失します。抗菌薬投与がまだ必要な状態であれば、できるだけ系統の異なる抗菌薬を選びます。例えば、セフェム系薬を投与して副作用が出たときはカルバペネム系薬には換えません。同じ β-ラクタム系薬の範疇に含まれますから、副作用がなかなか消失しないような例も経験されます。このような時は β-ラクタム系薬以外を選びます。もちろん、副作用自体にはその後も綿密な観察が必要です。

　副作用で最も急を要するのはアナフィラキシーなどの過敏症状です。アナフィラキシーではショックを呈することもあり、昇圧剤や補液、その他が必要です。同じ過敏症でも、遅延型アレルギー反応や蕁麻疹などの皮疹は対応の時間に余裕があります。薬剤熱と言われる発熱も時に経験さ

れます。多くは注射用抗菌薬の投与開始後1週間から10日頃に出現し、日を追って高熱になりますが、投与の中止だけでストンと解熱します。似たようなものに抗インフルエンザ薬投与後の二峰性発熱と言われる現象があります。やはり、経過中の5日目ころから10日目ごろに再発熱が見られるものですが、抗インフルエンザ薬を投与せずに自然経過を観察した例でもほぼ同程度の比率で二峰性発熱が見られるという報告があります。筆者は、これらの発熱は抗菌薬や抗インフルエンザ薬による副作用ではなく、免疫の再構築による症状ではないか？　と考えています。

　免疫再構築症候群は1980年代以降、ヒト免疫不全ウイルス（HIV）感染症の治療が奏効した時期に一般状態の悪化が急激に発現することから認識され始めたものです。2019年末からの新型コロナウイルス感染症で広く認識されるようになったサイトカインストームはその典型であり、免疫の再構築が過剰なために発現すると考えられています。薬剤熱や二峰性発熱と言われているものは、サイトカインストームほどではないものの免疫のやや過剰な発現・再構築であろうと筆者は考えています。いずれも、薬剤の中止で多くは軽快・消失しますが、症状が強かったり

遷延したりするときは少量のステロイド薬を短期間投与することもあります。結核治療の開始後に一般状態が改善し始めたころ（多くは2，3週間後から1ヵ月後）に突然発現する一般状態の悪化もこれらと同じではないか？　と考えられています。多くの場合、発熱と共に胸部X線の陰影も増悪します。医局の先輩からは「結核の初期悪化だから、ステロイド薬をちょっと投与しよう、抗結核薬は中止も変更もしなくてよい」と言われたものです。その通りにすると確かに改善します。なお、この場合は抗結核薬の投与を中止せずに継続します。

　抗結核薬の投与継続というのは、肝機能障害が出現しても同じです。肝機能障害や腎機能障害は薬剤の毒性による臓器障害ですが、それぞれ肝排泄型と腎排泄型の抗菌薬で出現します。一般の抗菌薬では通常、その投与を中止し、抗菌薬の投与がまだ必要な場合には、排泄経路が異なる薬剤であれば同じ系統の抗菌薬を選んでも構いません。しかし、結核の治療では、ASTやALTの値が100IU/Lを超えなければ投与を継続することが多く、一般の抗菌薬とは区別して考えています。抗結核薬の種類が多くはないのも理由の一つです。

　抗菌薬の抗菌作用そのものによって出現する副作用もあります。ヒト体内の腸内細菌叢や上気道の細菌叢、皮膚などの常在細菌叢を攪乱して菌交代現象・菌交代症を起こすことがあるのです。腸内細菌叢の撹乱では、ビタミンB/K群の欠乏や下痢・便秘などの便通異常、メチシリン耐性黄色ブドウ球菌（MRSA）腸炎、偽膜性大腸炎、その他が起こり得ます。また、薬剤耐性菌の出現や日和見弱毒菌の選択・増加が起こって、MRSAやバンコマイシン耐性腸球菌（VRE）、耐性緑膿菌などが出現・増加することがあります。いずれも現在投与している抗菌薬をすぐに中止し、抗菌薬投与がまだ必要な場合にはなるべく異なる系統の薬剤を選ぶようにします。抗菌薬の副作用発現時の鉄則です。

おわりに

　一読して頂き、いかがだったでしょうか？　抗菌薬の一から十を語りつくしているとは言えませんが、肝はお伝え出来たように思います。抗菌薬投与の相手である感染症を正しく把握し、特に原因菌を正しく証明し、薬剤感受性の情報を知ることが重要であることも理解できたと思いますし、宿主状態の把握の重要性も理解できたと思います。それらの情報があれば、特性が異なる各種の抗菌薬から最適のものを選び、各々の性格に応じた使い方・使い分けが可能になります。臨床現場でちょっと迷った時などに再度読んでいただいてもうれしいです。

　筆者が抗菌薬に関心・興味を抱いたのは1970年代前半の医学生の時でした。当時、養殖漁業で飼料に混ぜる抗生物質により耐性菌が増えていることが社会問題化しており、旨い刺身が食べられなくなるのでは、とも言われていました。たまたま、公衆衛生学で自由研究が課せられたのでこれを調べてみようと思い、宮城県内の養殖業者に当たって回るフィールドワークを行いました。その結果、宮城県は養殖漁業では後進県でした。養殖池ではあまり厚飼

いをせず、飼料への抗生物質混入も微々たるものでした。
ですから、魚病も耐性菌も多くはありませんでしたが、担
当教授がこれは面白いと言って、医学系の学術誌に総説論
文として掲載して頂きました。医学部卒業直前でしたが、
筆者の感染症と抗菌薬の研究はここから始まりました。皆
様にその意の一端をお届けできたら幸いです。

索引

133

著者略歴

渡辺 彰

東北文化学園大学医療福祉学部抗感染症薬開発研究部門 特任教授
公益財団法人宮城県結核予防会 理事長

■ 略歴

1974年	東北大学医学部卒業、竹田綜合病院（会津若松市）内科で2年間の初期研修
1976年	㈶厚生会仙台厚生病院 内科診療医（～1986年）
1986年	東北大学抗酸菌病研究所（現 加齢医学研究所）内科 医員となり、助手、講師、助教授を経て、
2007年	東北大学加齢医学研究所抗感染症薬開発寄附研究部門 教授（～2018年）
2018年	東北文化学園大学医療福祉学部抗感染症薬開発研究部門 特任教授 並びに 公益財団法人宮城県結核予防会 理事長に就任、現在に至る

＊医学博士（東北大学）
＊日本化学療法学会；元理事長、名誉会員、小児用キノロン薬適正使用推進委員会委員長
＊日本結核病学会（現 日本結核・非結核性抗酸菌症学会）；元理事長、名誉会員、指導医
＊日本感染症学会；元理事、名誉会員、専門医、指導医、肺炎球菌ワクチン再接種問題検討委員会委員長
＊日本呼吸器学会；功労会員、肺炎診療ガイドライン作成委員（歴任）

■ 受賞

2009年	緑膿菌の除菌に関する研究で第5回日本環境感染学会賞を受賞
2010年	Q熱に関する研究で日本感染症学会第55回二木賞を受賞
2013年	結核医療とインフルエンザ医療に関する貢献で第65回保健文化賞を受賞し、厚生労働大臣表彰と共に両陛下より拝謁を賜る
2017年	抗インフルエンザ薬の臨床開発とインフルエンザ感染症対策の推進への貢献で日本化学療法学会の第28回志賀潔・秦佐八郎記念賞を受賞
2023年	結核予防事業への貢献で第26回秩父宮妃記念結核予防事業功労賞を受賞

■ 編著

「抗菌薬臨床ハンドブック」、「実地医家・診療所のための新型インフルエンザ診療のキーポイント」、「抗菌薬パーフェクトガイド—基礎から臨床まで」（以上、ヴァン メディカル）、「抗菌薬PK-PD実践テクニック」（南江堂）、「結核ハンドブック」（アトムス）、「非結核性抗酸菌症マネジメント」（日本医事新報社）など多数

若手医師のための
困った時の抗菌薬攻略本

定価1,980円（本体1,800円＋税10%）

2024年1月10日　初版発行

著　者　渡辺　彰

発行者　伊藤一樹

発行所　株式会社 ヴァンメディカル

〒112-0013　東京都文京区音羽1-17-11　花和ビル411
TEL 03-5810-1604　FAX 03-5810-1605
振替　00190-2-170643

ⒸAkira Watanabe 2024 Printed in Japan　　印刷・製本　広研印刷株式会社
ISBN978-4-86092-152-1　C3047　　　　　乱丁・落丁の場合はおとりかえします。